Gauguins Bretagne

Gauguins Bretagne

Ludwig Harig

Edition Ellert & Richter

Paul Gauguin

„Wenn meine Holzschuhe auf diesem Granitboden widerhallen, höre ich den gedämpften, uralten, machtvollen Ton, den ich in der Malerei suche."

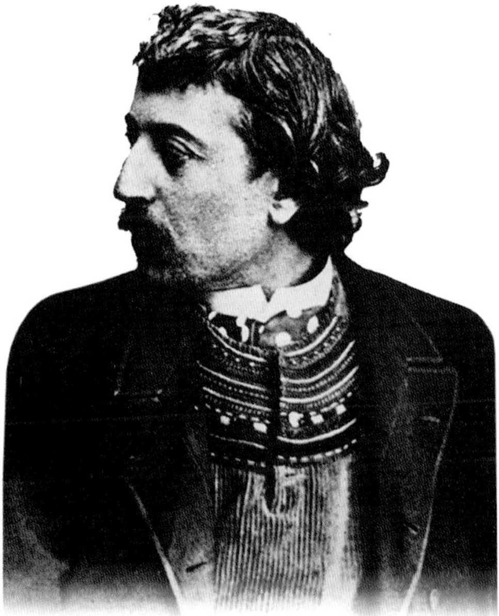

Paul Gauguin, Kopenhagen 1885

Folgende Doppelseite:
Ausschnitt aus
Bretonische Landschaft mit Hund und Kindern, 1889
Öl/Lwd. 92,3 x 73,5 cm
Kunstmuseum Basel

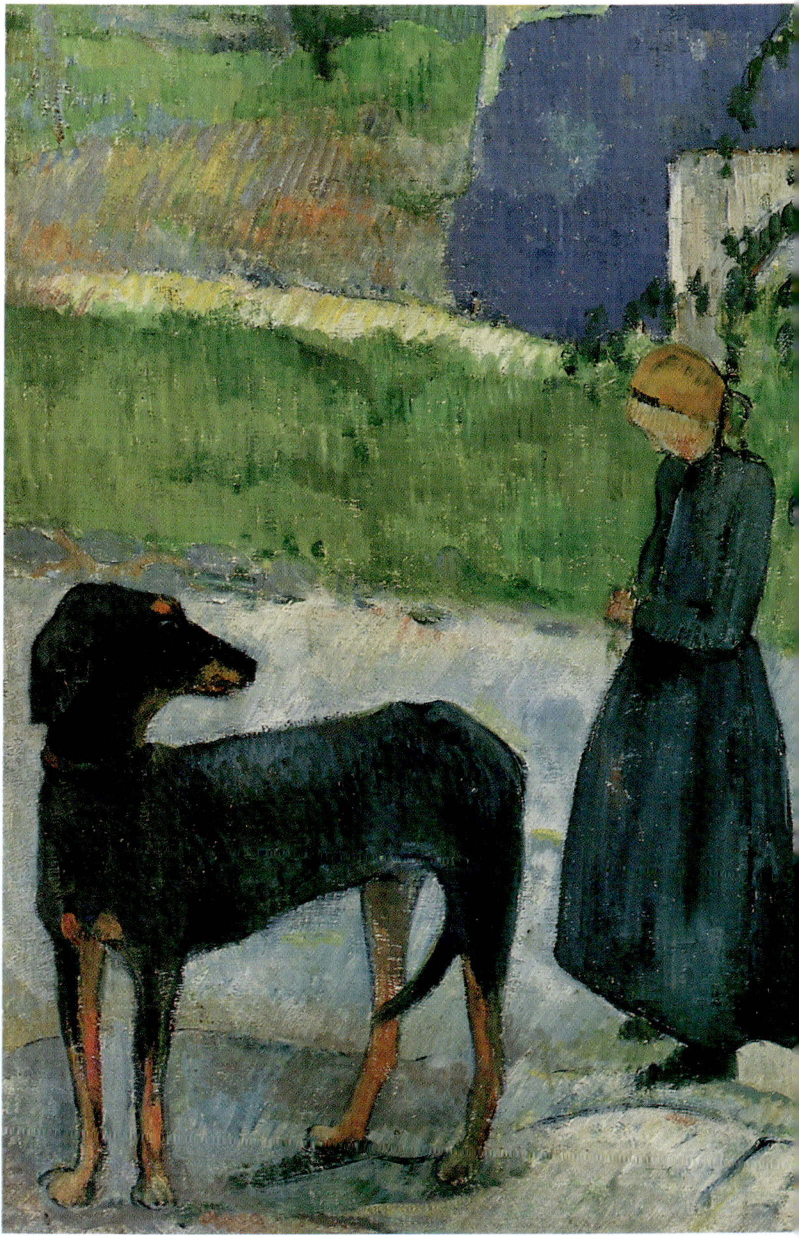

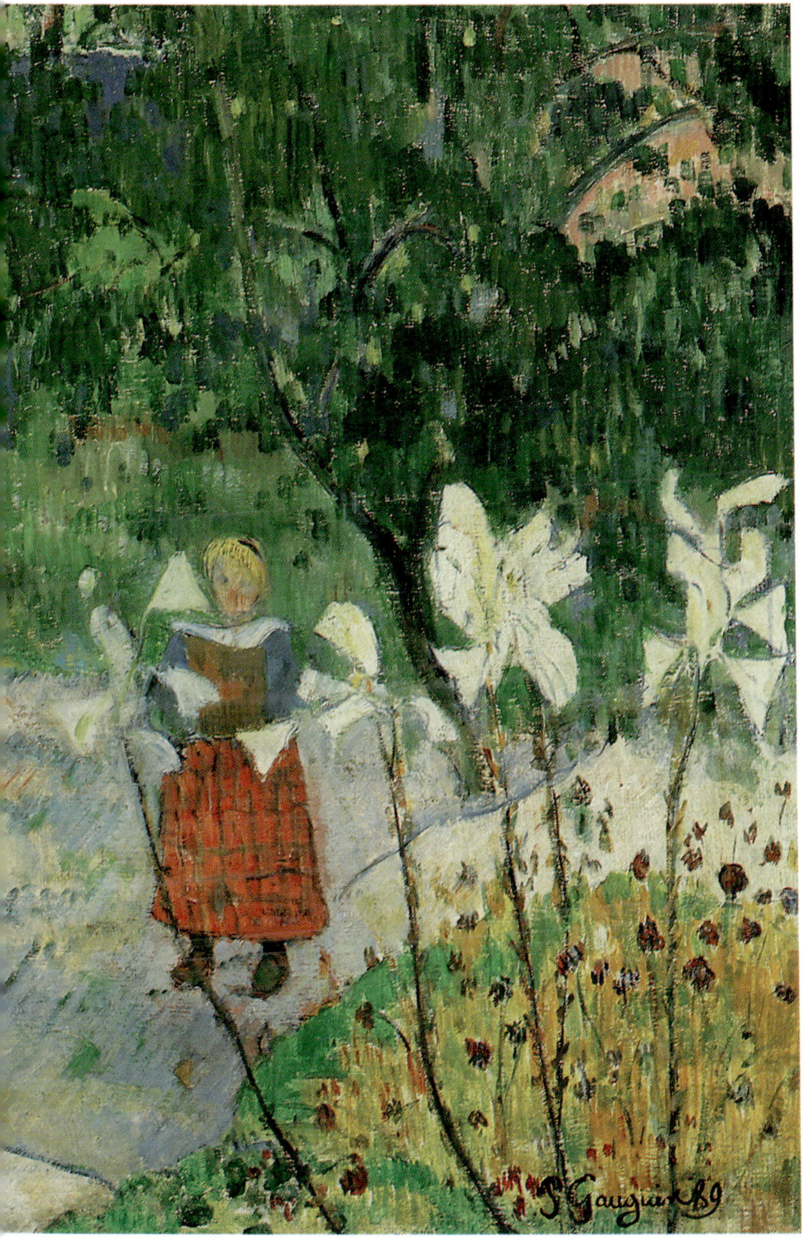
P Gauguin 89

Gauguins Bretagne

Ludwig Harig

Eine Autostunde hinter Paris signalisieren stilisierte Maiskolben, Weizenähren, Rebhühner auf braunen Schildern an der Autoroute nach Rennes die fruchtbare Ebene der Beauce. Die Türme von Chartres ragen hinter Brücken und Überlandleitungen auf, erscheinen zuerst rechter Hand neben einem Gehöft, dann linker Hand auf einer Bergkuppe, über einem Waldstück vor hellem Nachmittagshimmel, stehen schließlich einen Augenblick lang still und versinken rasch in Mulden und Senken, die sich in der Ferne aufwölben. An einem Hausgiebel lesen wir „Garage de Bretagne", doch noch nach der Nacht in Vitré fahren wir einen langen Vormittag, bis wir an der Bucht von La Fôret-Fouesnant angekommen sind, wo das Sommerhaus liegt, „La Roche carrée", ein paar Schritte hinter dem schroffen Steilfels, inmitten von Lavendel, Geißblatt und Wacholder.

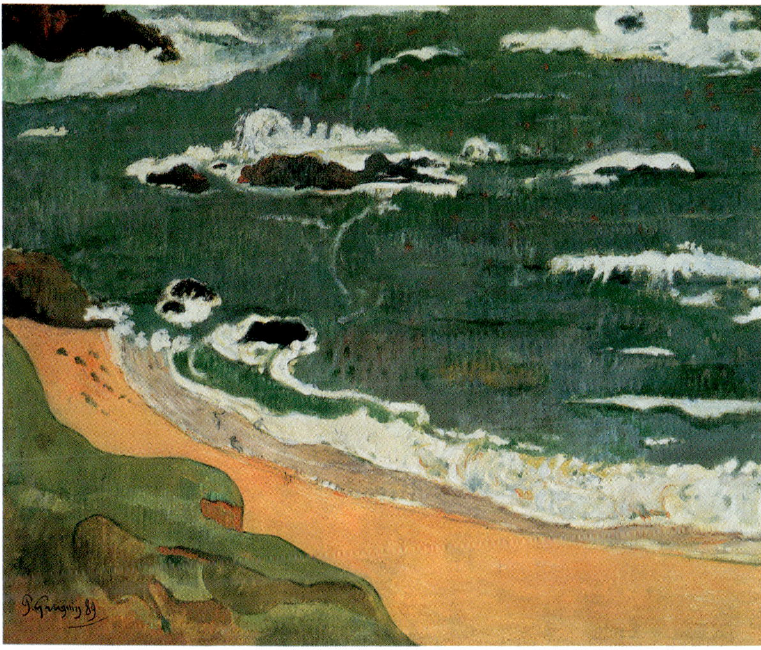

Strand bei Le Pouldu, 1889
Öl/Lwd. 74,3 x 92,4 cm,
Christie's, London (Collection Henry Ford II.)

Gauguins Bretagne

In der Bucht von Kersicot springen die Fische. Es ist später Vormittag, das Wasser weit zurückgetreten, über dem Brack tummeln sich Tausende von Schnaken und Wasserjungfern in der Sonne, die Fische schießen schräg aus dem Wasser heraus, mit aufgesperrten Rachen, und ihre Kiellinie schließt sich rasch hinter der eintauchenden Schwanzflosse. Am Ufer, im grünen Tang, liegt ein Schiffswrack; es hat sich auf die Seite gelegt, und die verrotteten Wanten schimmern in allen Violett- und Grautönen. Unter der gemauerten Steinbrücke tritt ein Wasserlauf in die Bucht ein, er bringt einen flockigen Schaum mit, der in schmaler Bahn, an gelben und rosafarbenen Baken entlang, hinaus in die offene See zieht. Die Schnaken ballen sich zu immer neuen Schwarmwolken zusammen, in die die Forellen wie silbergepanzerte, grotesk maskierte Raubfischer fahren. Immer weiter zieht sich das Wasser zurück, der Schlick gibt bemooste Steine frei, und der Tang, von einem tiefen Olivgrün durchtränkt, fleckt den Uferstreif mit seinen gekräuselten Schöpfen. Jetzt schweben zwei Möwen in den Wasserarm ein; während die eine von ihnen in die Schnakenwolke sticht, hat die andere auf dem Mast eines einst weißen Hausbootes Platz genommen, das, hoch aufgebockt, dem gekenterten Wrack gegenüberliegt. Die bunten Birnchen seiner Festgirlande sind blind und grau geworden, Rost bräunt die Stange, die Farbe blättert von den Planken. Der Maler malt das Wrack in Wasserfarben, zeichnet das Hausboot mit dem Silberstift.

Weit draußen, in der Bucht vor Beg-Meil, manövrieren Segelschiffe. Es ist Sonntagmorgen, eine kühle Stunde im Südwestwind. Die Schiffe kreuzen mit straffen Segeln, rote Dreiecke wechseln an gelben, gelbe an blauen vorüber, nähern sich der Küste, die Mittagsstunde kommt heran, auf den

Tischen der Restaurants liegen schon die bunten Speisenkarten aus. Beim Vorbeifahren sehen wir, wie die Kellner an den gedeckten Tischen entlangflanieren, mit ihren Servietten über Teller und Bestecke wischen, Wasserkaraffen plazieren, Aschenbecher zurechtrücken. Die ersten Gäste sind schon unterwegs.

Der Maler in der Bucht von Kersicot ist mein Freund Hans. Geduldig sitzt er auf einem Felsvorsprung, taucht seinen Pinsel in die Farbe und malt. Olivgrün mischt sich mit einem satten Violett, Hans trachtet danach, das Verrottende, Verfallende hervorzukehren, dem die kleine Bucht anheimfällt. Indem er die Dinge im Vergehen festhält, sucht er nach den Elementen, aus denen sie entstanden sind und zu denen sie nun wieder zurückkehren. Ich spaziere den Waldpfad entlang, der sich am steileren Ufer der Bucht hinzieht; während ich nach imaginären Fußspuren Ausschau halte, spürt Hans die sichtbaren Körper auf, die von Verwesung bedroht sind.
Gibt es noch das, was wir suchen? Das Ursprüngliche, das Unverfälschte, das Wilde? Gibt es noch die reine Natur, den unverstellten Menschen? Liegen die Fußspuren Gauguins immer noch breit ausgetreten unter dem Flugsand und braucht man nur den Sand fortzublasen, oder sind sie längst verweht, verwischt und nicht wieder aufzufinden? Viele Jahre sind es her, seit Paul Gauguin mit Malblock und Malkasten über bretonische Felder, durch bretonische Heide streifte, schon er suchte das malerische Prinzip im Naiven, seine Vokabeln hießen: primitiv, instinktiv, suggestiv.

Paul Gauguin

„Kein Mensch ist gut, kein Mensch ist böse, alle sind es gleichmäßig und anders. Ich will lieben und kann es nicht. Ich will nicht lieben und kann es nicht. Man schleppt sein Gegenspiel mit sich, und dennoch vertragen die beiden sich. Ich war mitunter gut und beglückwünsche mich dessenthalben nicht. Ich war oft böse und bereue es nicht. Ich wollte, ich wäre ein Schwein. Nur der Mensch kann lächerlich werden. Ehemals brüllten die großen Raubtiere. Heute sind sie ausgestopft. Gestern waren wir im 19. Jahrhundert, heute leben wir im 20., und ich versichere euch, weder ihr noch ich werden das 21. erleben. Zum Ausgleich vor lauter Leben träumt man Rache und muß mit dem Traum sich begrüßen. – Aber der Traum flog fort, – die Taube auch. Spielereien das.“

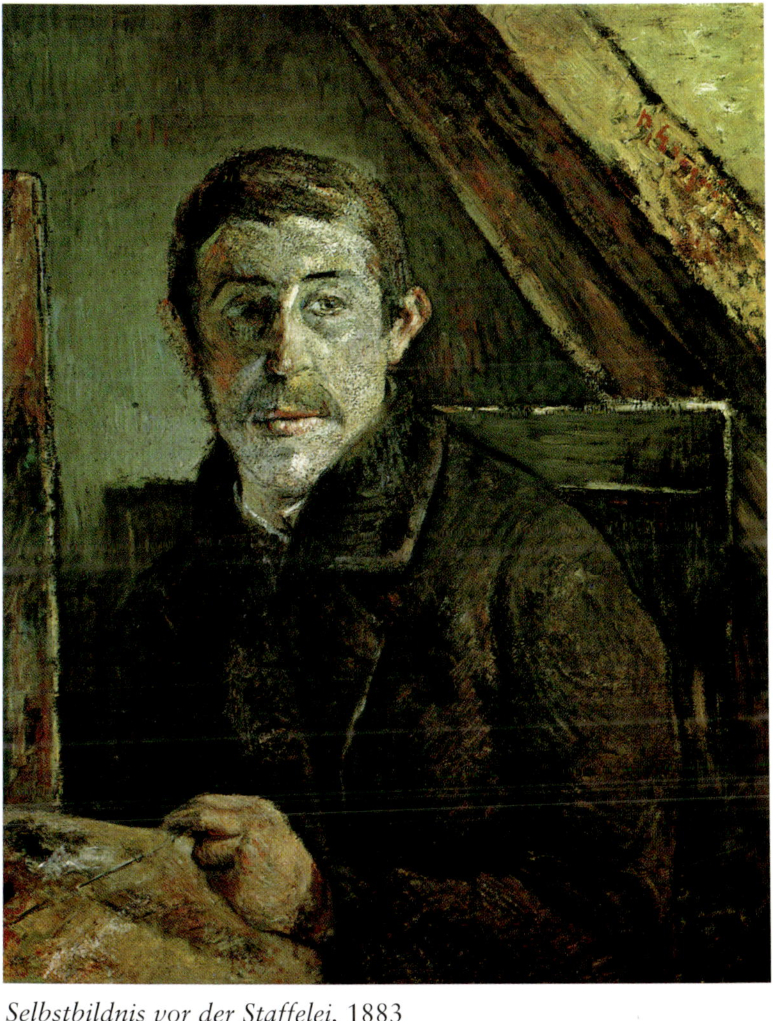

Selbstbildnis vor der Staffelei, 1883
Öl/Lwd. 65 x 54 cm
Privatsammlung, Schweiz

Gauguins Bretagne

Die Bucht ist zerklüftet, tief zerrissen vom Kommen und Gehen der See. Es ist später Nachmittag, die Flut tritt mehr und mehr über Moos und Tang, spült mit sanften Wellenschlägen Muschel- und Krabbenschalen heran, schlingt sich um Steinbrocken und zackige Granitblöcke, füllt nach und nach die grünbehauchten Tümpel, die das ausgetretene Wasser hinterließ. Der gelbe Steilfels ist mit violetten Disteln und gelbem Stechginster überzogen; zwischen den Baumstämmen der Uferböschung kommen Menschen hervor, steigen über die Steine hinab ins seichte Meerwasser. Auf Schlauchbooten, Pedalos, Surfbrettern gleitet eine touristische Armada träge vorüber, wendet in der Badebucht von Kerlevén und kehrt mit frischerem Wind zu den Felsen zurück. Wie mit dem Stift gezogen, schließt die gestreckte Landzunge das Becken; vor ihrem Ende, dem Cap von Beg-Meil, liegen noch drei, vier Blöcke, es sieht aus, als habe ein Künstler, der beim Entwurf der Bretagne die Bucht unter seiner Feder hatte, der Horizontlinie ein paar Tuschspritzer hinzugefügt. Ein kleiner Junge klettert im Fels, er bückt sich, er wühlt in den Kuhlen, er ruft: „Papa, ich hab' einen Stein gefunden!"

Der Calvaire von Tronoën erzählt die ganze Biblische Geschichte. In Doppelreihe übereinander gruppieren sich die Gestalten episodenweise, gleichnishaft. Doch welche ist die Muttergottes mit den nackten Brüsten, von der der Reiseführer erzählt? Ist es die Figur, die die Hand nach dem Kind ausstreckt? Ist es die kopflose Klagende neben, die schlanke Flehende unter dem Kreuz? Gelbe Flechten haben den Stein überzogen, interessiert sucht das beflissene Auge das im Kunstbuch beschriebene Objekt. Im letzten Moment wird die Barbusige entdeckt: Sie liegt unter der Decke aus geflochtenem Stroh, ihr Haar fällt in langen Strähnen über die Arme. Ist dies womöglich eine Darstellung jenseits allen irdischen Gebärens? Die Heiligen Drei Könige stehen neben ihrem Lager, die Köpfe verschämt zur Seite gekehrt.

Paul Gauguin

„Erzählte ich euch, daß ich mütterlicherseits von einem Borgia von Aragon, Vizekönig in Peru, abstamme, ihr glaubtet mir nicht und würdet mich anmaßend schelten. Erzählte ich aber, daß diese Familie eine Familie von Kloakenreinigern ist, ich erntete Verachtung.
Erzählte ich euch, daß sie vom Vater her alle Gauguin hießen, ihr nenntet mich völlig naiv. Bespräche ich diesen Fall zum Beweis, daß ich kein Bastard bin, würdet ihr skeptisch lächeln.
Das Beste wäre zu schweigen. Aber es ist bitter, schweigen zu müssen, wenn einem die Lust zum Reden kommt. Die einen haben ein Ziel im Leben, die anderen haben keins. Seit langem predigt man mir Tugend. Ich kenne sie, aber ich liebe sie nicht. Häufig bin ich weit zurückgegangen, weiter als zu den Pferden des Parthenon, bis zum Spielzeug meiner Kindheit, dem guten Schaukelpferd. Ich bin nicht lächerlich, ich kann nicht lächerlich sein, denn ich bin zweierlei; was nicht lächerlich sein kann: ein Kind und ein Wilder.“

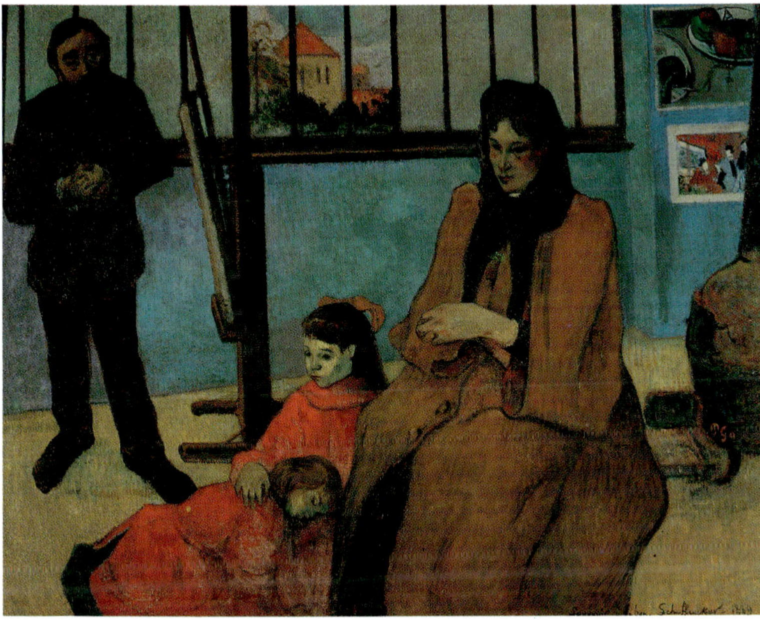

Die Familie Schuffenecker, 1889
Öl/Lwd. 73 x 92 cm
Musée d'Orsay, Paris

Gauguins Bretagne

Im Sommer 1886 war Paul Gauguin in die Bretagne gekommen, in Pont-Aven, dem Malerdörfchen unweit Quimper, richtet er sich für ein paar Monate ein, wandert umher, sucht auf und ab nach Motiven, zeichnet und malt. Er ist achtunddreißig Jahre alt. Doch wohin wandert er, wonach sucht er? Sucht er seine verlorene Kindheit, das entschwundene Paradies?
Sein Vater, Journalist, Republikaner, Verächter des späteren Napoleon III., wanderte nach Peru aus, doch er starb schon unterwegs. So war es die Mutter, aus einer reichen Familie spanischer Herkunft stammend, die den Kindern „jenes bezaubernde Land" erschloß, von dem Paul sein Leben lang sprechen wird. Mit siebzehn ist er Schiffsjunge, mit dreiundzwanzig Börsenmakler, mit fünfundzwanzig heiratet er Mette Gad, eine schöne Dänin aus guter Familie. Doch schon ein Jahr später findet er zur Malerei: Emile Schuffenecker, Berufskollege und Freund, führt ihn in die Geheimnisse der Farben ein, Gauguin entdeckt seine Leidenschaft, von nun an gibt es in seinem Leben nichts anderes mehr als das Malen. Er malt impressionistisch, Pissarro, Renoir, Cézanne sind seine Vorbilder, doch die Gründe seiner Bilder sind dunkel, die Formen streng und lapidar. In Pont-Aven trifft er Gleichgesinnte, sie gründen eine Malschule, und die Malerei ist wie die Maler, die sie verfechten: derb und kräftig. Gauguin in ihrer Mitte ist der Derbste, der Kräftigste, seine Ideen bestimmen die Schule von Pont-Aven.
In diesem Sommer 1886 und auch später noch, in heißen, hektischen Augusttagen, sieht man ihn die Dorfstraße von Pont-Aven herunterkommen: scharf steht die Hakennase im Gesicht, stämmig wölbt sich der Nacken, sein blaues Auge sticht unter schweren Lidern hervor. Er schwingt einen

geschnitzten Stock, und auch die Silberquaste auf seinem grünen Barett blitzt wie ein Auge zum Himmel auf. Gauguin geht in Holzpantoffeln wie die Fischer und Bauern des Dorfs, auf den Schultern trägt er die Last seiner Mission. Er hat alles auf sich genommen, was ein Mensch tragen kann, er vernachlässigt seine Familie, mißbraucht seine Freunde, quält seine Nächsten, er hat keine Zeit, ein guter Mensch zu werden. Er ist voller Ungeduld, nur mühsam erträgt er seine materiellen Nöte, seine familiären Sorgen, seine künstlerischen Zweifel, doch sein Ekel vor der Zivilisation treibt ihn aus Ehe und Beruf, seine Verachtung des kruden Realismus führt ihn zu einer neuen Malerei, in der ein anderes Licht, ein anderes körperhaftes Volumen herrscht als in der alten.
Doch findet er das verlorene Paradies? Landet er an der Küste seiner Träume?

Ja, mehr als ein Jahrhundert ist vergangen, seit Gauguin Beruf und Familie aufgab, die bürgerliche Welt verließ, in Pont-Aven ein neues Leben begann. Hier, wo wir seine Fußspuren aufnehmen, bei den Kapellen, den Kalvarienbergen, den keltischen Schutt- und Schicksalsplätzen, sind auch wir weit hinter den Pferden des Parthenon angelangt: kein Anhauch griechischer Kunst, kein Atem klassischer Bildung weht uns an, und sind wohl doch keine Kinder mehr, keine kleinen Wilden. Kam Gauguin in eine Tabula rasa? Traf er ein in einer Stunde Null?
Was war vorher, was war nachher? Pont-Aven war eine Malerstadt, Pont-Aven ist eine Malerstadt geblieben. Doch postmodern sind die Stile, lauter kleine Gauguins, kleine Sérusiers, kleine Emile Bernards, von jedem etwas, von keinem das Wesentliche. Die Schule von Pont-Aven hat Schule

gemacht, selbst die Figuren der Plakatwerbung sind kleine Kinder, kleine Wilde geblieben. Vor dem Haus der Madame Julia Guillou, der „bonne hôtesse“ der alten Maler am Marktplatz, ist an den vier Platanen entlang ein gelbes Transparent gezogen; die Firma Cirés Cotten zeigt in Bild und Schrift an, daß sie das Feuerwerk zum 14. Juli gesponsert hat, „Soirée des Quatre Vents“ heißt es, und der Eskimo von Cirés Cotten breitet seine Arme aus. Der 14. Juli ist vorüber, Hinault gewann seine erste Etappe, er sagte: „C'était le 14 Juillet avec une journée de retard;“ die Blätter melden es von den Zeitungsständen.

Die Pension Gloanec, in der die Schule von Pont-Aven gegründet wurde, ist zweistöckig, weiß getüncht, gründlich restauriert; die Fensterstürze sind mit gelben, versetzt gemauerten Steinen geschmückt, doch das Haus hat seine einfache Schönheit eingebüßt. Das ebenerdige Stockwerk, renoviert, verstellt den Blick auf das alte zweite. „Maison de la Presse“ steht auf breiter, brauner Holzplatte geschrieben, „Librairie“ links, „Papeterie“ rechts; „Douces“ und „Playboy“ liegen aus, Telespiele in Ablagekörben, Postkarten auf Kartenständern. Niemand schaut zu Gauguins Bronzeplakette auf, die an der Hauswand über der Tafel mit den Namen der Pont-Aven-Maler eingemauert ist. Gauguin schaut über den brausenden Reiseverkehr, er sieht aus wie Rouaults alter König, er zuckt nicht mit der Wimper seines Mandelauges. Niemand sieht auch den Wasserspeier am Giebel der Apotheke, das schiefergedeckte Türmchen hinter dem Café du Centre, die dreifach übereinandergetürmten Mansardenfenster im Walmdach der kleinen „Fabrique Artisanale“.

Nur noch auf den alten Photographien sind die ebenerdigen Stockwerke der Häuser am Markt-

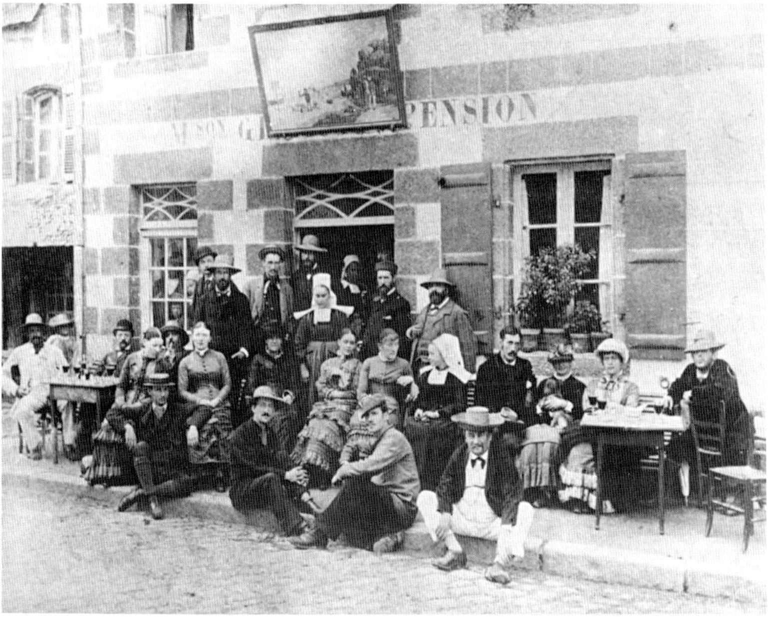

Die Pension Gloanec in Pont-Aven,
um 1890. Paul Gauguin sitzend
in der ersten Reihe.

platz zu sehen, ist das Ensemble erhalten, das Maß nicht gebrochen. Heute ist jedes zweite Haus eine Kunstgalerie, jedes dritte eine Bar; die roten Plastikstühle unter rotweißen Coca-Cola-, unter braungelben Kanterbräu-Schirmen sind von Touristen besetzt, man hockt bei Hot dogs von Bistro Quick, flaniert zwischen Automobilen von Honda und Mitsubishi, an jeder Ecke gibt es Spécialités, Bretonnes, Galettes und Gâteaux, Faïences und Poupées, die Schaufenster sind mit Ausstellungsplakaten zugepflastert. Ein Maler Savigny malt wie Monet, ein Dalibert wie Rousseau, ein Ségalen wie Ségalen. Ein Maler namens Ducourant, 1ère Médaille d'Or et Prix Corot au Salon des Artistes Français, hat ein Bild „ReBonjour Mr. Gauguin 1886–1986" gemalt: Vor der Kulisse des Dorfs tritt Gauguin zwei bretonischen Mädchen entgegen, die Mädchen tragen ihre Tracht, Gauguin ist in seinen langen Pferdemantel gekleidet, mit Raglanärmeln und breiten Taschen, er trägt Holzschuhe an den Füßen und den kleinen weißen Stehkragen am Hals. Er gleicht sich selbst, und der Stil, in dem der Maler das Bild gemalt hat, gleicht dem Stile Gauguins.

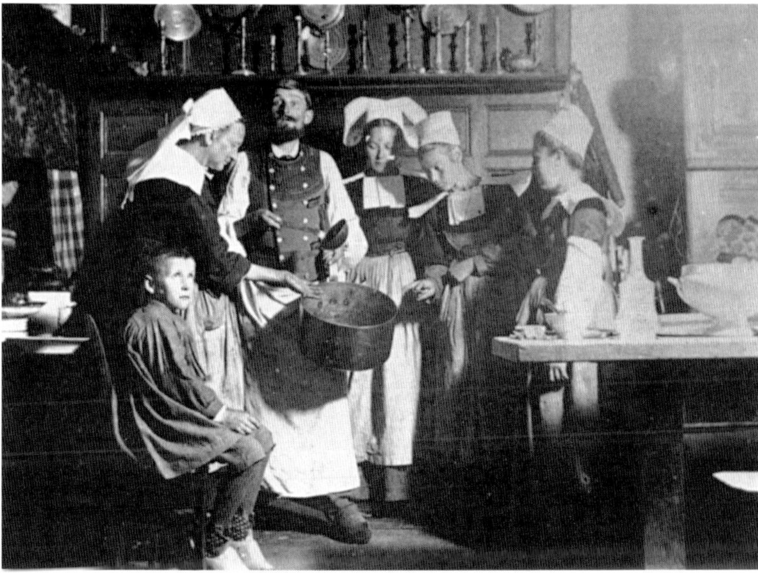

Einrichtung in der Pension Gloanec, 1892

Paul Gauguin

„Schon als Kind beobachtete ich mich und fühlte das Bedürfnis, es mitzuteilen.
Ein andres Mal sah man mich unbeweglich, in Ekstase und schweigend, unter einem Haselnußstrauch, der nebst einem Feigenbaum die Gartenecke schmückte.
„Was machst du da, Paulchen?"
„Ich warte auf die Haselnüsse, daß sie fallen." Ich fing damals an, französisch zu sprechen, und aus der Angewohnheit des Spanischen heraus wahrscheinlich sprach ich alle Buchstaben geziert.
Ein wenig später schnitzte ich mit einem Messer und fertigte Dolchgriffe ohne den Dolch; ein Haufen kleiner den Erwachsenen unverständlicher Träume. Eine gute alte Frau unserer Bekanntschaft rief bewundernd aus: „Er wird ein großer Bildhauer werden." Leider war diese Frau keine Prophetin."

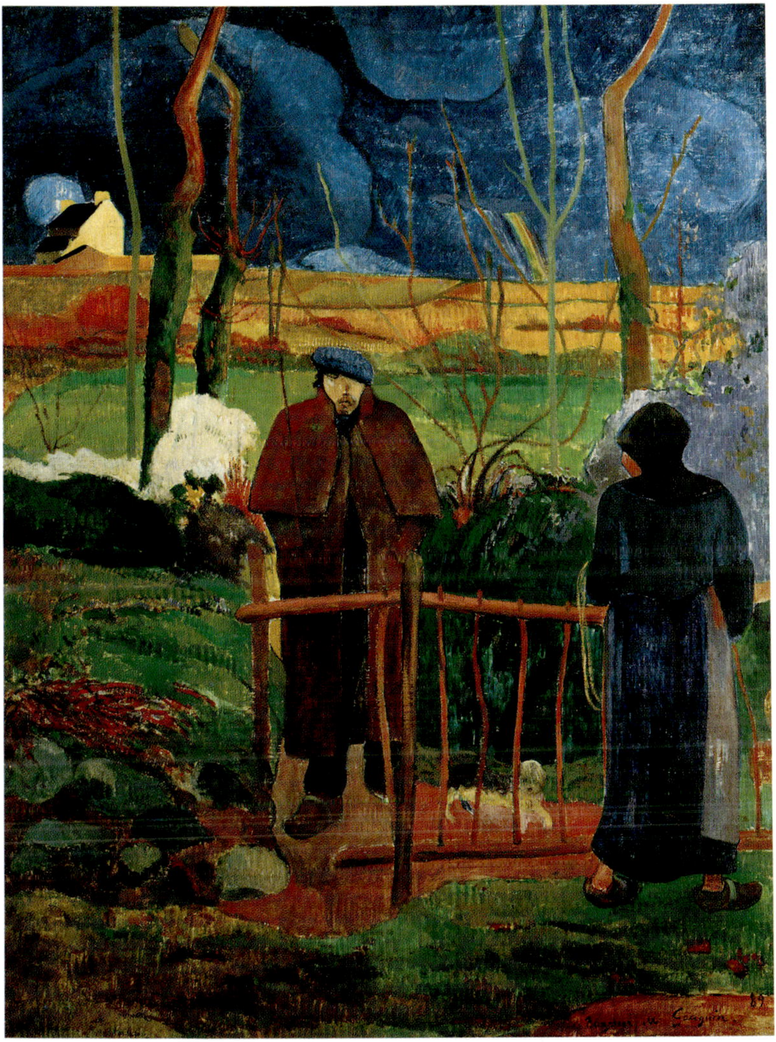

Bonjour Monsieur Gauguin, 1889
Öl/Lwd. 113 x 92 cm
Narodni Galerie, Prag

Im Stadtmuseum von Pont-Aven ist zu Ehren Gauguins eine Ausstellung eingerichtet. Das Ausstellungsplakat zeigt Gauguins Kopf vor dem gelben Christus; Gauguin trägt einen buschigen Schnauzbart zwischen Hakennase und quadratischem Kinn und sieht aus wie Gérard Dépardieu, als er Cathérine Deneuve im Pferdestall erschoß. Seine blauen Augen blitzen, sein Mund ist einen Spalt breit geöffnet, als wolle er etwas über das einfache Leben, die einfache Malerei sagen.

In der Ausstellung sehen wir bretonische Bäuerinnen, gemalt von Emile Bernard; sie stehen, in schwarzen Trachten und weißen Hauben, scharfkonturiert in grüner Fläche, die weder Wiese noch Teppich ist, bald sitzen sie im Sand, unter roten Sonnenschirmen, bald im Ginsterfeld, mit einer Rute in der Hand. Emiles Schwester liegt im Bois d'Amour, die Linke über die Brust gebreitet, die Rechte als Stütze unter dem Kopf; ein paar Erlen ziehen sich zum Bachufer hin, Madeleine schaut in eine imaginäre Ferne, ihre Füße sind schon nicht mehr im Bild. „Quelles couleurs!“ ruft eine Dame aus, sie ist in bretonischer Mode gekleidet, mit gauguinblauer Hose und einer Bluse, in die alle Farben von Pont-Aven eingewebt sind. „J'aime bien celui-là!“ sagt sie und zeigt nach den Wäscherinnen von Bellangenet. Wir sehen Paul Sérusiers Ginsterpflückerinnen mit gelbem Haar und gelben Schürzen, Gauguins gelbe Heuernte, seine Weiden, seine Schäferinnen, sein bretonisches Dorf im Schnee. In Vitrinen liegen Briefe von Charles Filiger an Maxime Maufra, von Maufra an Filiger; Filiger schreibt: „Mon cher ami, je crois que les infortunes qui nous arrivent, à nous artistes, ne sont que des accidents naturels à notre vie, et qu'il ne faut pas s'y arrêter.“

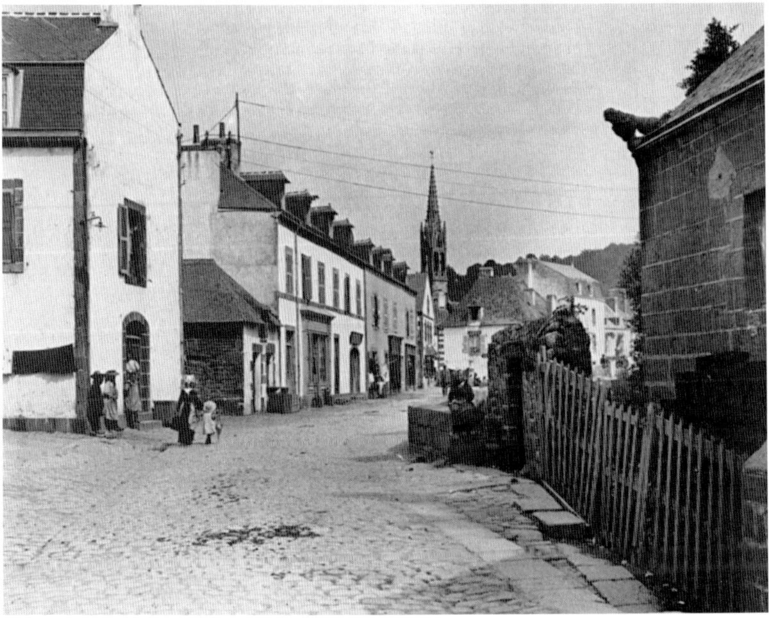

Pont-Aven, um 1900. Blick auf die Kirche

Alte Photographien zeigen das Pont-Aven der Jahrhundertwende: Händler auf dem Marktplatz, Wäscherinnen bei der Brücke, Marie-Jeanne Gloanec inmitten ihrer Dienstmädchen, Tanzende bei der Fête des Fleures Ajonc, Leute beim Hôtel des Voyageurs, vor dem eben die Freiheitslinde ausgegraben und verpflanzt wird. Mit schmiedeeisernen Armen greift der prächtige Lüster über die Table d'hôte, an jedem Platz steht eine Flasche, Blumen prangen in Kristallvasen, ich denke an eine Szene, wie Svend Fleuron sie beschrieben hat: Spätsommer, eine mit wildem Wein geschmückte Veranda, Jugendstilmöbel, gedrechselte Holzaufsätze, Glasschalen.
In zwei Vitrinen ist Gauguin in der Philatelie zu bestaunen: französische, türkische, sowjetische Marken, Marken aus der DDR, dem Tschad, dem französischen Polynesien liegen aus, groß wie Katechismusbildchen, bunt wie Schmetterlinge. „C'est bizarre!" sagt die Dame im Pont-Aven-Stil.
In der Salle d'Audiovisuelle läuft eine Dia-Schau. Eine Gitarre erklingt dazu, es sind einfache, zweistimmige Akkorde, eine sanfte Frauenstimme erläutert die Bilder; ein Zauber umfängt mich beim Hören der Sprache, ich fühle mich eingetaucht in diesen kühlen, klaren Strom aus Wörtern, der die Luft durchzieht.

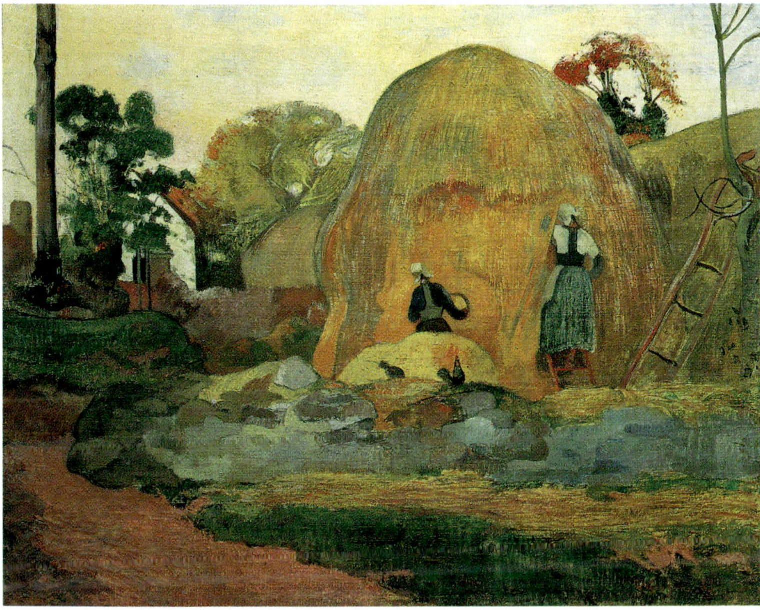

Die gelben Heuschober, 1889
Öl/Lwd. 73,5 x 92,5 cm,
Musée d'Orsay, Paris

Paul Gauguin

»Ich muß gestehen, daß ich nie diese geistige Leichtigkeit besaß, die die anderen mühelos auf ihrer Pinselspitze sitzen haben. Die steigen aus der Eisenbahn, greifen zur Palette und legen mir nichts, dir nichts einen Sonneneffekt hin. Sowie die Farbe trocken ist, geht's zum Luxembourg. Ich brauche in jedem Land eine Incubationszeit, um jedesmal das Wesen der Pflanzen, Bäume, kurz der ganzen Natur kennenzulernen, die so verschieden und kapriziös ist, sich nie erraten lassen, nie hingeben will.«

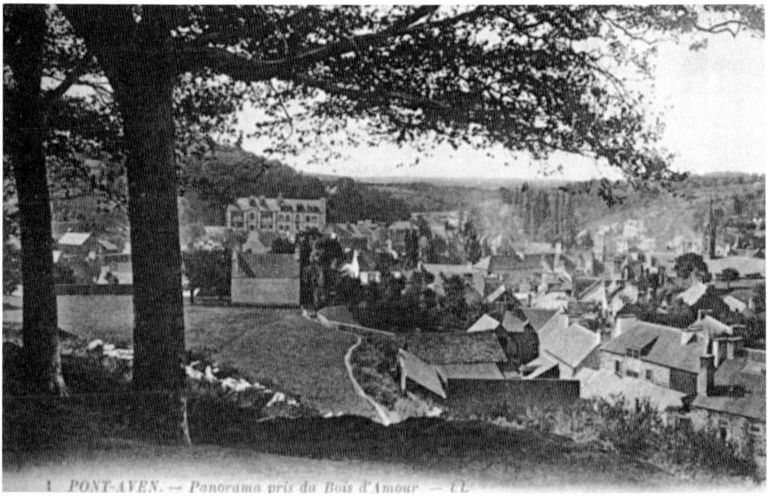

Blick auf Pont-Aven, um 1900

Paul Gauguin

„Nehmt immer Farben desselben Ursprungs. Indigo ist die beste Grundlage. Es wird gelb durch Salpetergeist und rot im Essig. Die Drogisten haben es stets vorrätig. Haltet euch an diese drei Farben. Mit Geduld werdet ihr so alle Schattierungen komponieren lernen. Der Grund eures Papiers soll eure Farben heller machen und das Weiß geben, aber spart ihn niemals gänzlich aus. Wäsche und Fleisch kann man nur malen, kennt man das Geheimnis der Kunst. Wer sagt euch, daß Hellzinnober Fleischfarbe und Wäsche mit Grau zu schattieren sei? Legt einen weißen Stoff neben einen Kohlkopf oder neben einen Buschen Rosen, und ihr werdet sehen, ob er einen grauen Ton hat.
Verwerft Schwarz und diese Grau genannte Mischung aus Schwarz und Weiß.
Nichts ist schwarz und nichts ist grau. Was grau erscheint ist eine Mischung heller Nuancen, die das geübte Auge errät. Wer malt, hat nicht wie ein Maurer die Aufgabe, mit Lot und Winkelmaß in der Hand ein Haus nach einem vom Baumeister gefertigten Plan zu errichten. Es ist für junge Leute gut, ein Modell zu haben, aber sie sollen den Vorhang vor ihm zuziehen, wenn sie es malen. Besser ist es, nach dem Gedächtnis zu malen. So wird das Werk euer sein. Euer Erlebnis. Euer Geist, eure Seelen werden dann das Auge des Dilettanten überleben. Er läuft in seinen Stall, wenn er die Haare seines Esels zählen, wenn er feststellen will, wie viele dieser an jedem Ohre hat und wo sie sitzen.

Wer sagt euch, daß man Farbgegensätze suchen soll? Gibt es für den Künstler Süßeres, als in einem Strauß Rosen jeder einzelnen Färbung zu geben? Konnten also niemals zwei ähnliche Blumen Blatt an Blatt stehen? Sucht die Harmonie und nicht den Gegensatz. Den Akkord, nicht das Aufeinanderprallen. Nur das unwissende Auge gibt jedem Gegenstand eine feste unveränderliche Farbe, ich warnte euch schon vor dieser Klippe. “

Folgende Doppelseite:
Stilleben *Fête Gloanec*, 1888
Öl/Holz 38 x 53 cm
Musée des Beaux Arts, Orléans

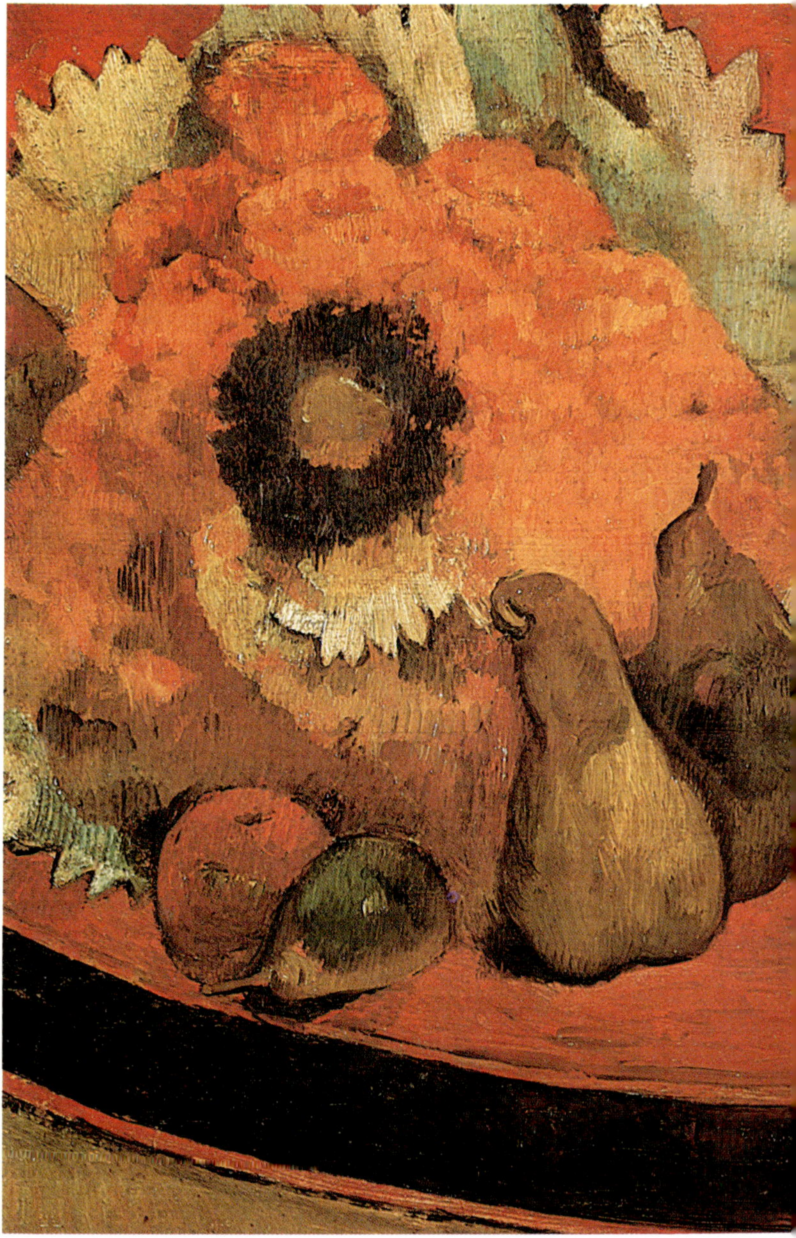

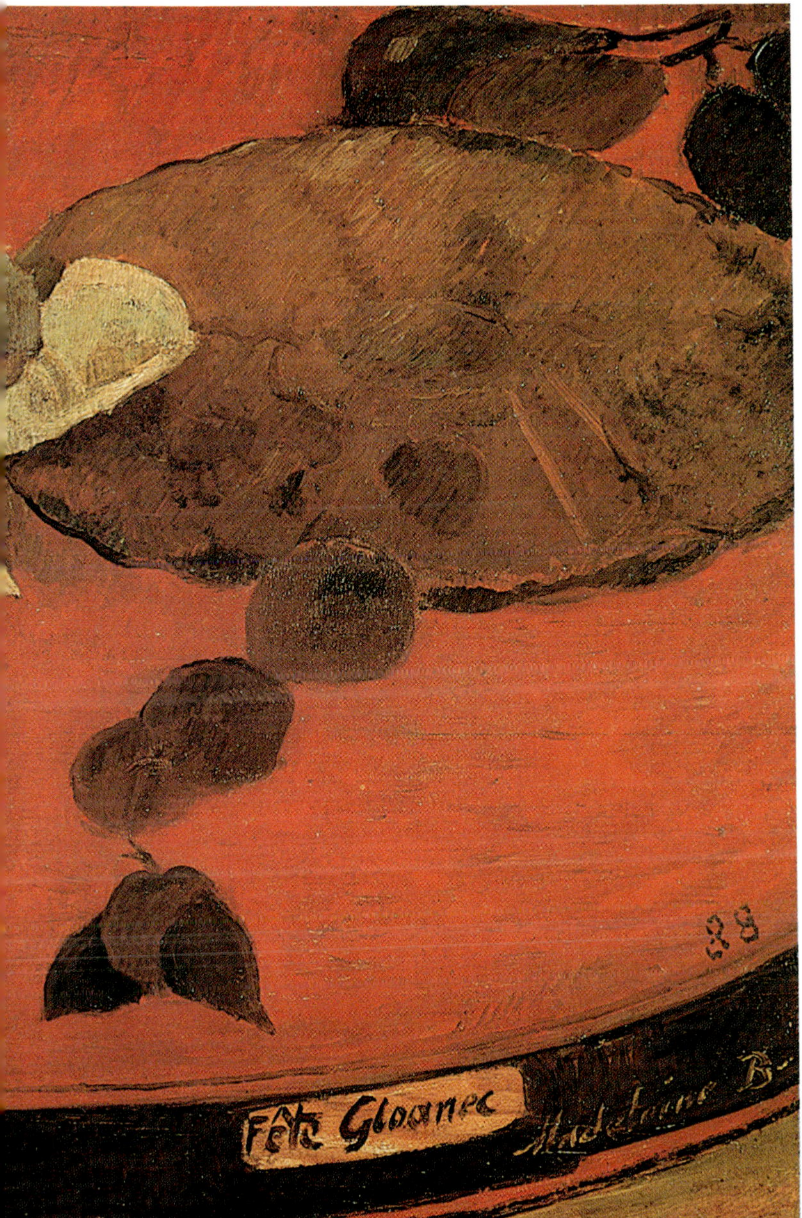
88
Fête Gloanec
Madeleine B.

Fast am Ende des Hafenquais von Pont-Aven, bevor man ans Hôtel des Mimosas kommt, steht Théodore Botrel auf seinem Steinsockel, die Rechte hat er zum Gruß erhoben, in der Linken trägt er Hut und Mantel. Die doppelt geknöpfte bretonische Weste bedeckt seinen Leib, Wickelgamaschen seine strammen Waden, und alles, Tuch und Fleisch und Leder, ist aus Stein.

Das Mimosas, in gelben Bruchstein gemauert, Haus- und Fensterkanten abwechselnd mit Klinker- und Granitsteinen gemustert, hat seine Fassade dem Wasser zugekehrt. Aus einem der drei Fenster im geknickten Walmdach schüttelt ein Mädchen die Betten aus, es lehnt sich einen Augenblick weit über die Brüstung und ruft nach Penelope, der Hündin, die in schmaler Gangart das Dachsims entlangstreicht.

Théodore Botrel auf seinem Denkmal steht ungerührt, der Heimatdichter weicht nicht von der Stelle, die ihm seine Vaterstadt zugewiesen hat. Zwei Steinbänke flankieren den Sockel, mit Ammonshörnern und Lilien geschmückt. „Chansons de chez-nous“ ist links, „Les contes du Lit-Clos“ rechts eingemeißelt; Théodore Botrel lädt zum Sitzen und zum Singen ein.

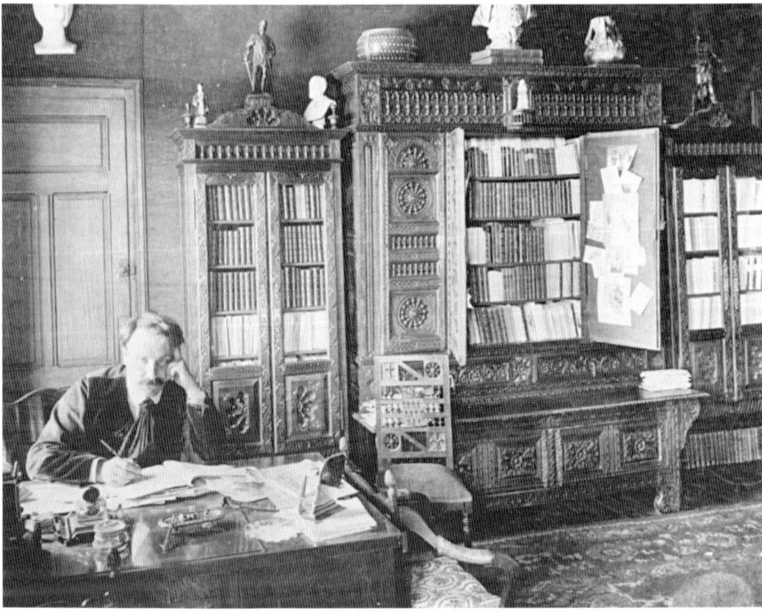

Théodore Botrel in seinem Arbeitszimmer, um 1890

Gauguins Bretagne

In der Kapelle von Trémalo hängt der gelbe Christus. Es ist ein hölzerner, abgehärmter Männerleib, weit treten die Sehnen an Armen und Beinen hervor, der Brustkorb ist tief gefurcht, die Rippen sind zu einem würgenden Korb geflochten. Der bärtige Kopf neigt sich zur Seite, unter der Dornenkrone wölben sich die Augenbrauen; Christus hat sie erstaunt hochgezogen, als wundere er sich über seine eigene Kreuzigung. Wo die Nägel in den Handflächen und auf den Fußreihen sitzen, ist das helle Holz nicht einmal gesplittert, doch da aus den Wundmalen Blut geflossen ist, hat der Künstler über Zehen und Flanke des Leibs ein paar rote Farbspritzer gesetzt. Über die Querleiste des Kreuzes und rings um den ganzen Kirchenraum verläuft ein Fries mit bäuerlichen Schmuckmotiven, Wölfe reißen ihre Rachen auf, Krokodile blecken die Zähne. Ein Bauer faßt sich erschreckt mit beiden Händen an den Mund, ein anderer hat die Hände vor dem Mund erhoben, einem Dritten wachsen breite Blätter aus dem Mund. Sechs Querbalken stützen das gebretterte Gewölbe auf dem Mauerwerk, das die Spitzpfeiler tragen. Aus geschnitzten, zähnefletschenden Dämonenrachen wachsen die Balken beiderseits der Mauer heraus und ragen in der Mitte in gleichgeformte Mäuler wieder hinein. Die Drachen sind nicht erstickt vom hölzernen Fraß, seit Hunderten von Jahren halten die Zähne das Eichenholz fest im Biß. Oder reißen sich diese Lindwurmmäuler, je zwei und zwei gegenüber, um eine Beute, die keines dem anderen gönnt? Christus in Holz, dem Leviathan entronnen, hängt da, schlaff und ausgebleicht, nackt bis auf das blutverschmierte Tuch, das um seine Lenden geschlungen ist. Gauguin hat gemalt; das Blut ist aus dem Tuch entwichen, seine Brust ist grün, als sproßten ihm Knospen aus dem Leib, Reis, von dem die Rede geht.

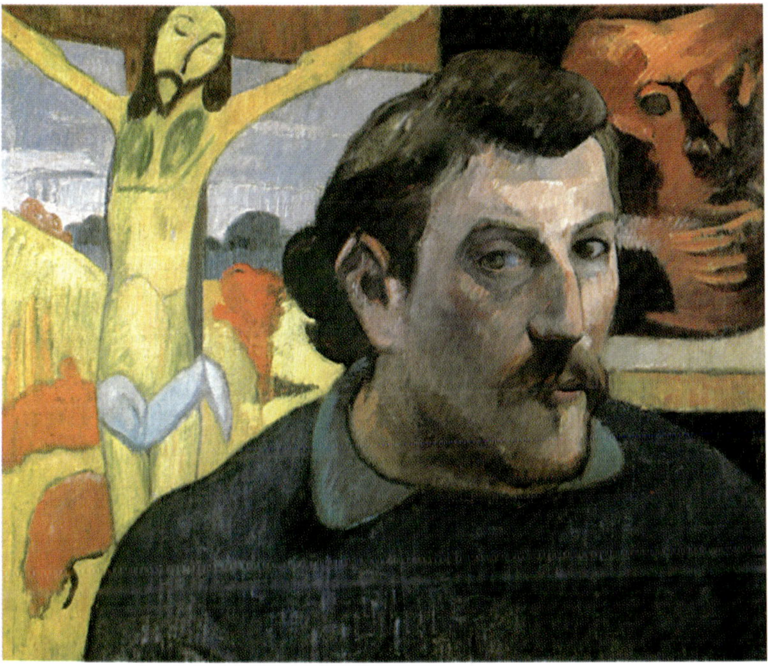

Selbstporträt im Vordergrund des ‚Gelben Christus',
um 1889
Öl/Lwd. 38 x 46 cm
Sammlung Familie Maurice Denis,
Saint Germain-en-Laye

Gauguins Bretagne

In einer Bank sitzt eine Frau und betet. Sie bewegt stumm die Lippen, nur hin und wieder kommt ein Laut aus ihrem Mund hervor, doch ihre Hände ruhen gefaltet im Schoß, und kein Blattgewächs ist da, seine Stiele zwischen ihre Zähne zu treiben. Nur auf den Seitenaltären stehen ein paar Blumensträuße in Glasvasen; welker Flieder, verfaulte Rosen, verrottete Lilien, es riecht schwül und übersüß wie in einer Geschichte von Hermann Hesse, worin der erregende Duft einer Juninacht in breiten Wellen bis in die Tiefen eines Parks hinunterzieht. Nur ein Callastrauß steht in frischer Blüte, er dreht seine weißen Tüten aus einer Porzellanvase, die Kelche sind außen grün behaucht, und aus dem gelben Blütenstaub steigt ein betäubender Duft auf.

Draußen im Freien sitzt der Maler im Schatten eines Eichbaums und malt. Die Eiche, die er vor Augen hat, ist ein altes, verwachsenes Gehölz, es treibt seine Blätter nur noch auf der Innenseite der Äste, die Astenden sind abgestorben, wie gichtige Finger spreizt der Baum seine Zweige. An der Mauer der Kapelle blühen Hortensien, weiß, lila, rosa; die Blume, die sonst immer wie abgeblüht erscheint, entfaltet verschwenderisch ihre farbigen Ballen. Über der Seitentür, im Turmgiebel der Kapelle, prangt ein steinerner Engel; obwohl Wind und Regen ihn gebleicht und gebeutelt haben, erhebt er keck seinen Kopf und hält das ausgewaschene Wappen fest in beiden Händen.

Neben der Kapelle, im Schatten einer Eberesche, sitzt eine Familie beim Picknick. Es ist eine kinderreiche französische Familie mit Großeltern, Eltern, Enkelkindern und einem Rattenschwanz von Onkeln und Tanten, Vettern und Basen. Jeder hält einen gelben Becher in der einen, ein Stück Brioche in der anderen Hand. Alle essen und trinken und

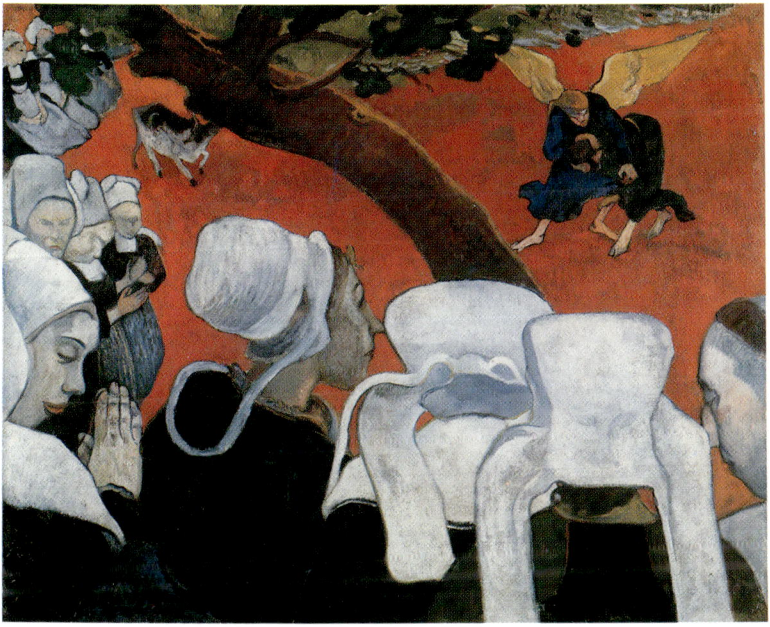

Vision nach der Predigt –
Jakobs Kampf mit den Engeln, 1888
Öl/Lwd. 74,5 x 93,5 cm
National Gallery of Scotland, Edinburgh

reden dabei, es ist ein französisches Gespräch, eine gallische Disputation mit Grimassen und Gebärden, mit dramatischen Gesten, als gelte es, eine Auseinandersetzung auf Leben und Tod zu bestehen, doch als die Großmutter sagt: „Regardez les belles hortensias!“ da verstummt die Gesellschaft, alle schweigen, auch die Kleinen, und während der Großvater sein Stück Brioche ein letztes Mal in den Becher tunkt, eilt der Kleinste von allen an die Kirchenmauer und ruft: „Les belles hortensias!“ Die Mädchen schütteln die Decken aus, auf denen die Familie saß, die Mütter packen die Picknickkörbe zusammen, die Männer starten die Autos. Ein Bauer, in blauer Hose und Gummistiefeln, sichelt das Gras, das zwischen den Stämmen der Eichenallee sprießt. Er sammelt Unrat in einen Eimer, Bier- und Coladosen, ein rotes T-Shirt, ein paar blaue Turnschuhe. Seine Sichel hat er mit einem Wetzstein gedengelt, es hallte wie Beckenschläge die Allee entlang. Die Amseln kreischten auf, die Raben stoben mit schrillem Gekrächz über das Maisfeld hin. Am Wegrand liegt eine Mütze von „France Olympic“, vielleicht hat ein bretonischer Radfahrer Ballast abgeworfen, zuerst seine Schuhe, dann seine Mütze.

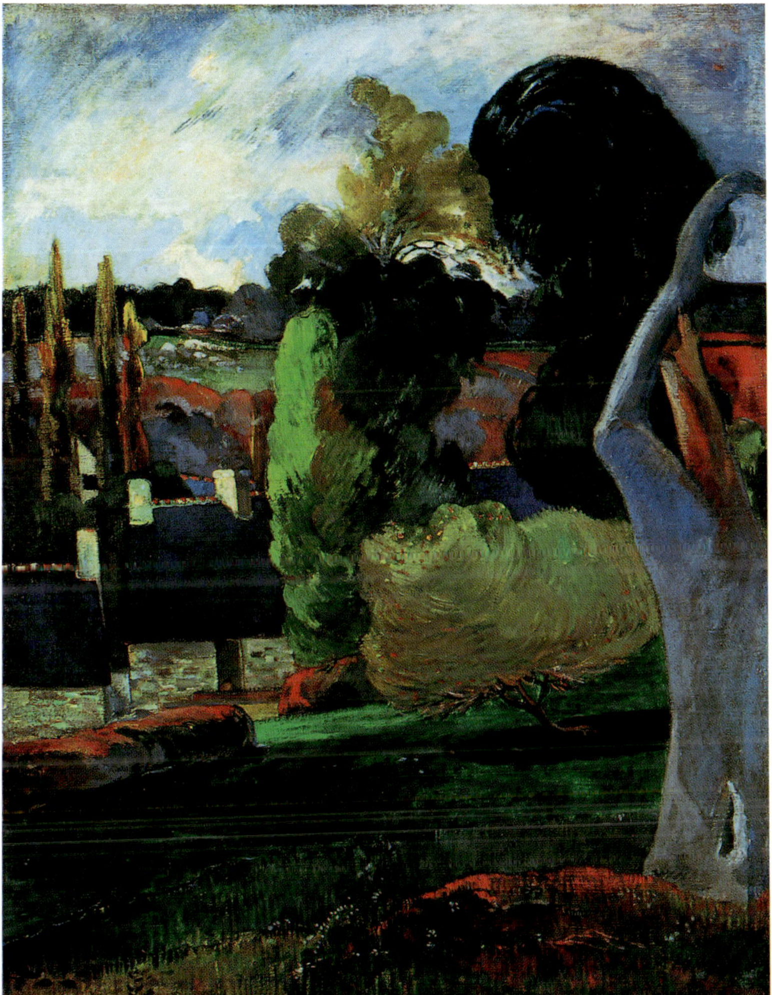

Bauernhof in der Bretagne, 1894
Öl/Lwd. 91,4 x 71,1 cm,
Christie's, London

Immer wieder kommt Gauguin in die Bretagne und malt. Mit seinen Freunden sitzt er hinter den Felsen des Strands, in den Mulden des Hinterlands, auf den sommerlichen Feldern; sie malen und philosophieren. Sie erfinden den Synthetismus, den Cloisonnismus, sie betonen die Kontur, arbeiten die Fläche heraus, auf ihren Bildern blühen dekorative Farbräume auf in scharf begrenzten Scheidewänden. Im „Höchstmaß an Intensität“ verlangt dieser visionäre Platonismus eine Kunst, die zugleich subjektiv und synthetisch, symbolistisch und ideistisch sein solle. Gauguin spricht vom „musikalischen Sinn der Farbe“, von „edlen und gewöhnlichen Tönen“, von „ruhigen und trostreichen Harmonien“. Er sitzt mitten in der Natur und schaut doch über die Natur hinaus. „Ich begnüge mich damit, mein Selbst und nicht die Natur zu erforschen“, sagt er und malt sich immer wieder selbst, in bretonischer Landschaft, in bretonischem Mobiliar, mit bretonischen Bäuerinnen, mit dem gelben Christus. Mit Malkasten und Staffelei streift er durch den „Bois d’Amour“, wandert hinauf zur Kapelle von Trémalo, pilgert zum Calvaire von Nizon. Ihn treibt eine Sehnsucht, die er nur schwer beschreiben, die er aber malen kann.

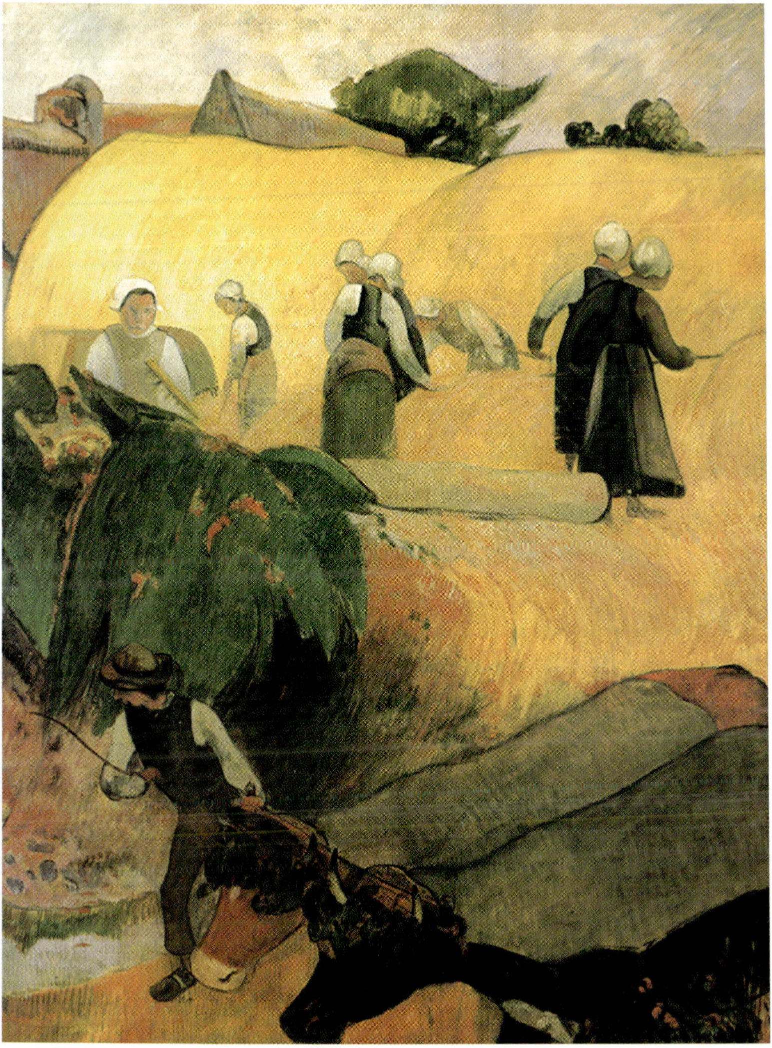

Heuernte, 1889
Öl/Lwd. 92 x 73 cm
Courtauld Institute Galleries, London

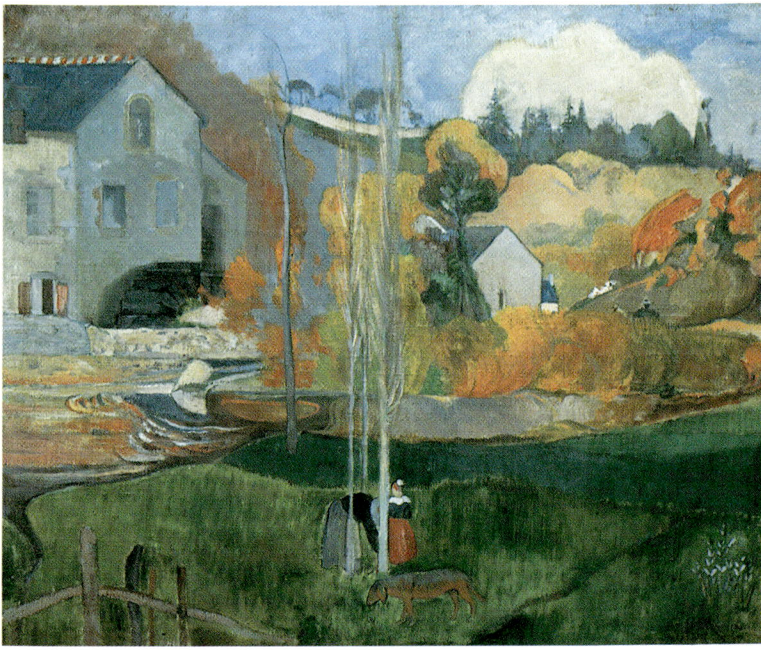

Die Mühle David, 1894
Öl/Lwd. 73 x 92 cm
Musée d'Orsay, Paris

Folgende Seite:
Ausschnitt aus Abbildung oben

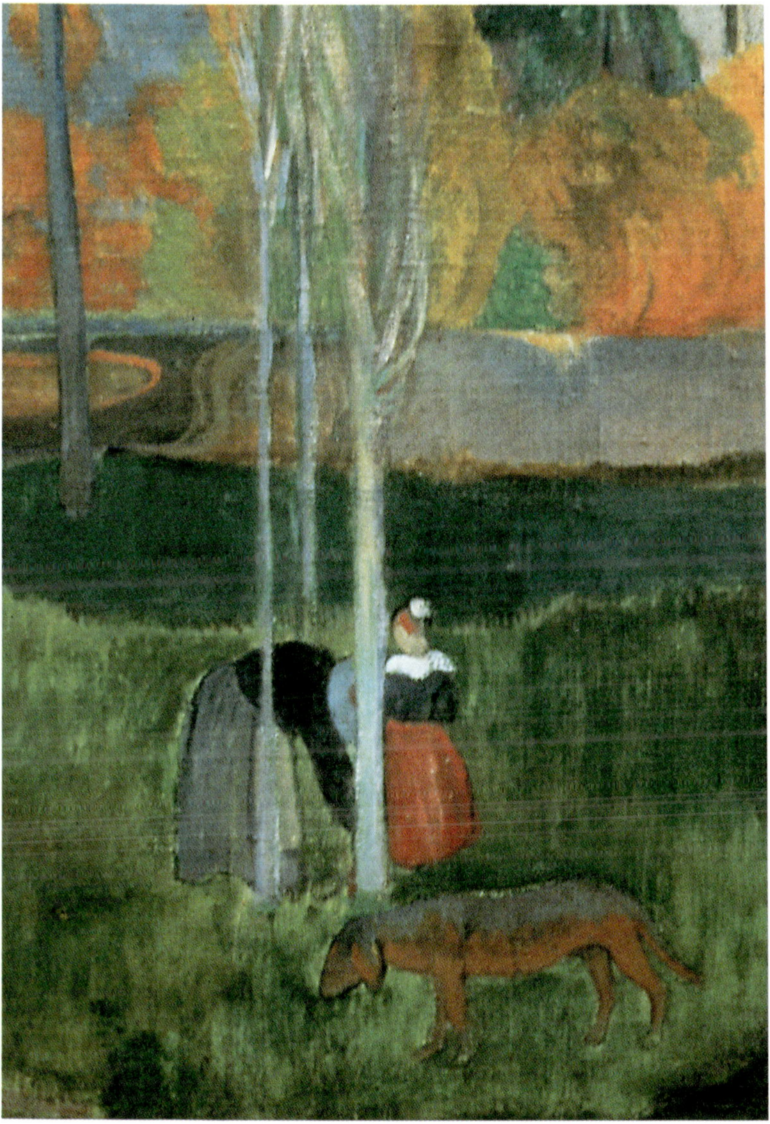

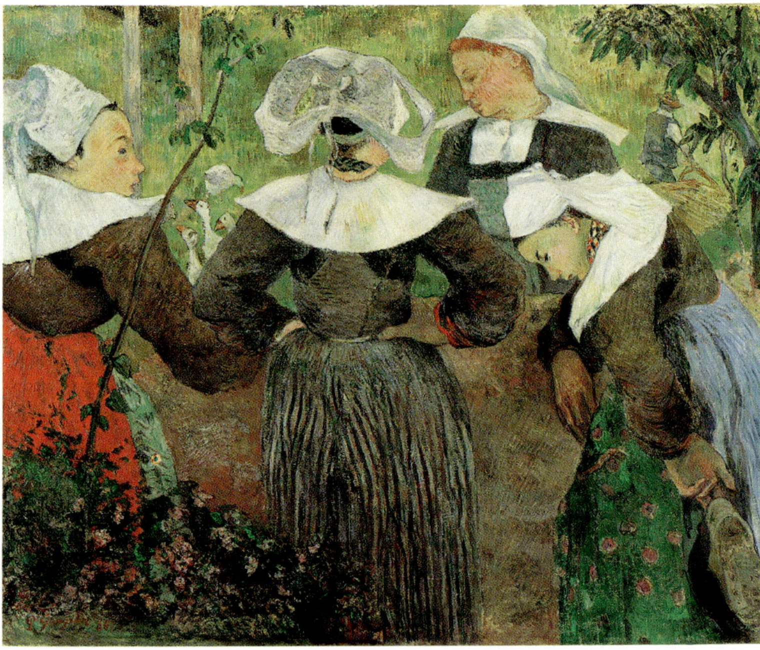

Die vier Bretoninnen, 1886
Öl/Lwd. 72 x 90 cm
Alte Pinakothek, München

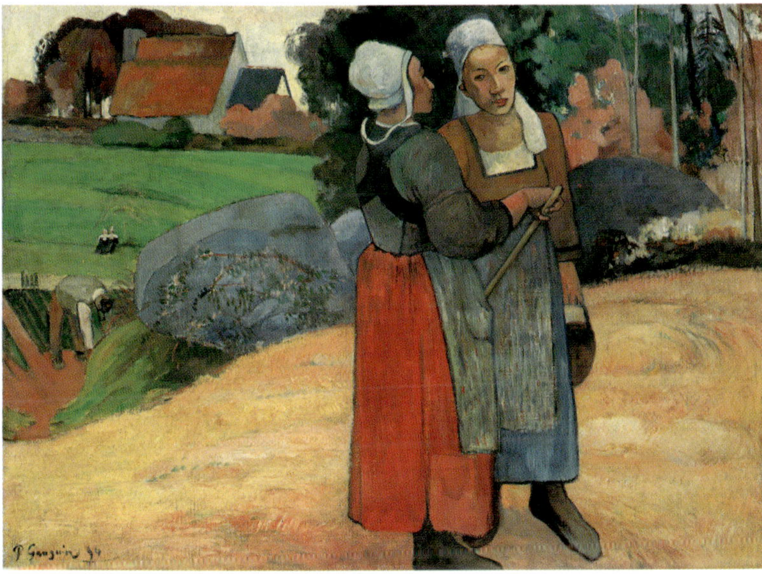

Bretonische Bäuerinnen, 1894
Öl/Lwd. 66 x 92 cm
Musée d'Orsay, Paris

Folgende Doppelseite:
Ausschnitt aus Abbildung oben

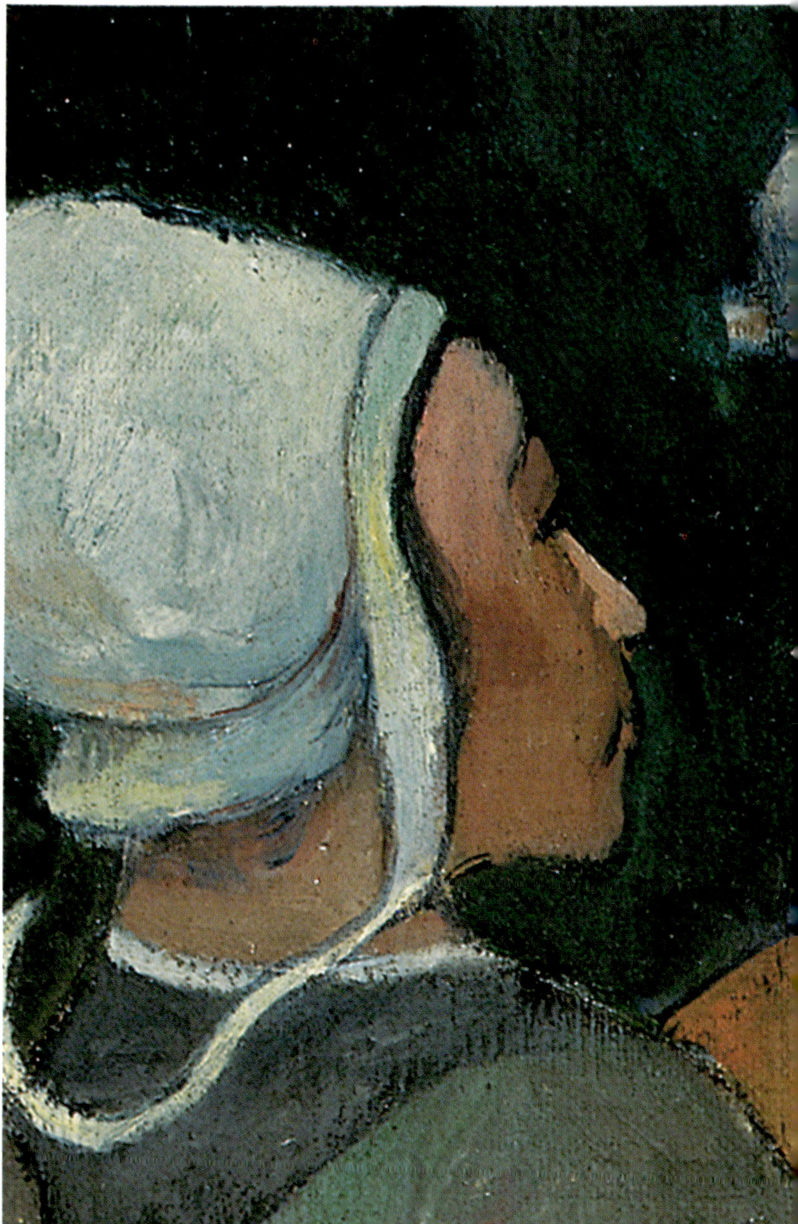

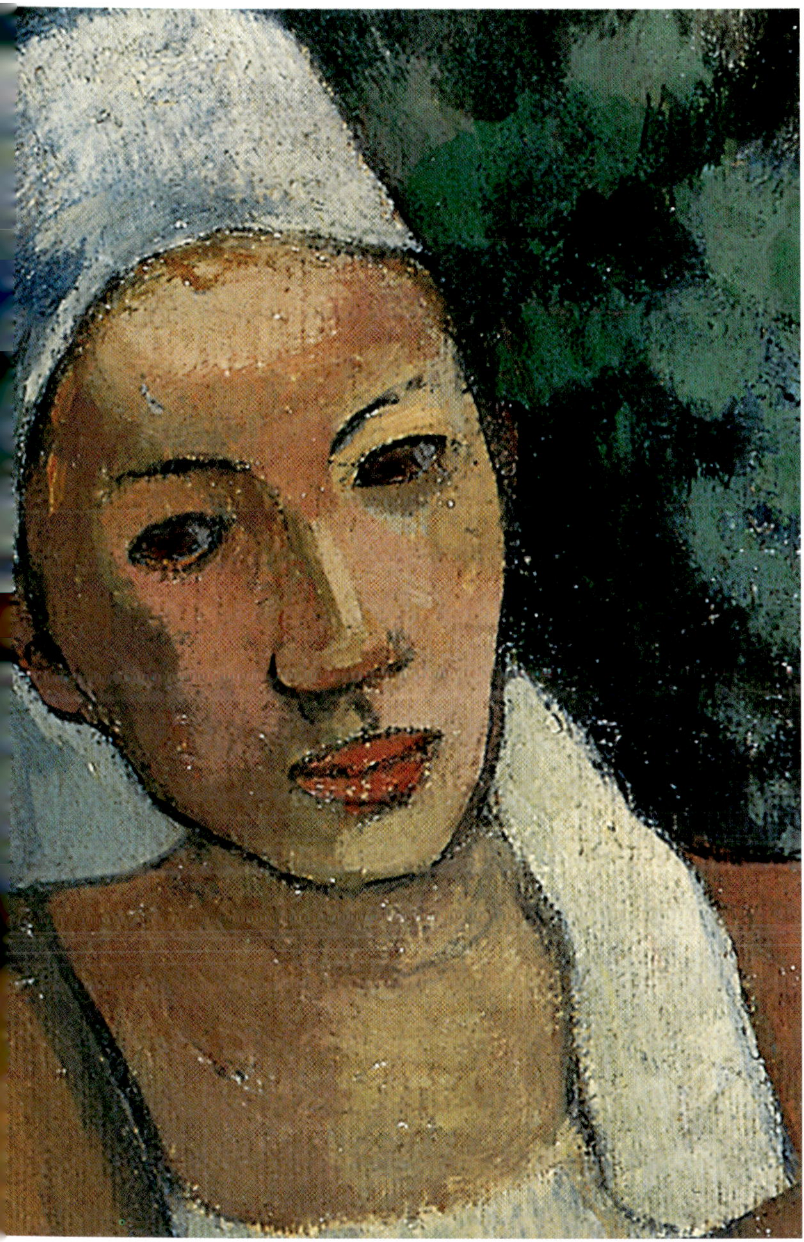

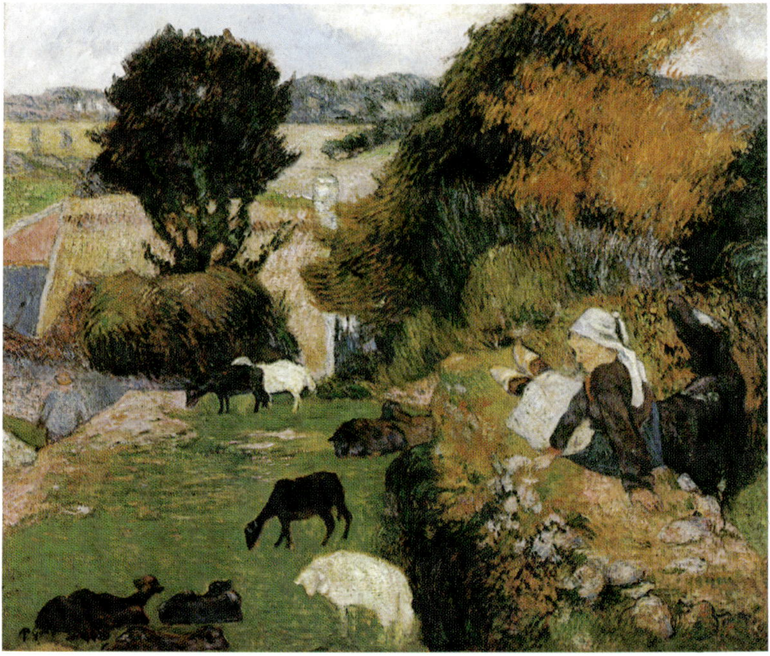

Die bretonische Schäferin, 1886
Öl/Lwd. 60 x 73 cm
Laing Art Gallery, Newcastle

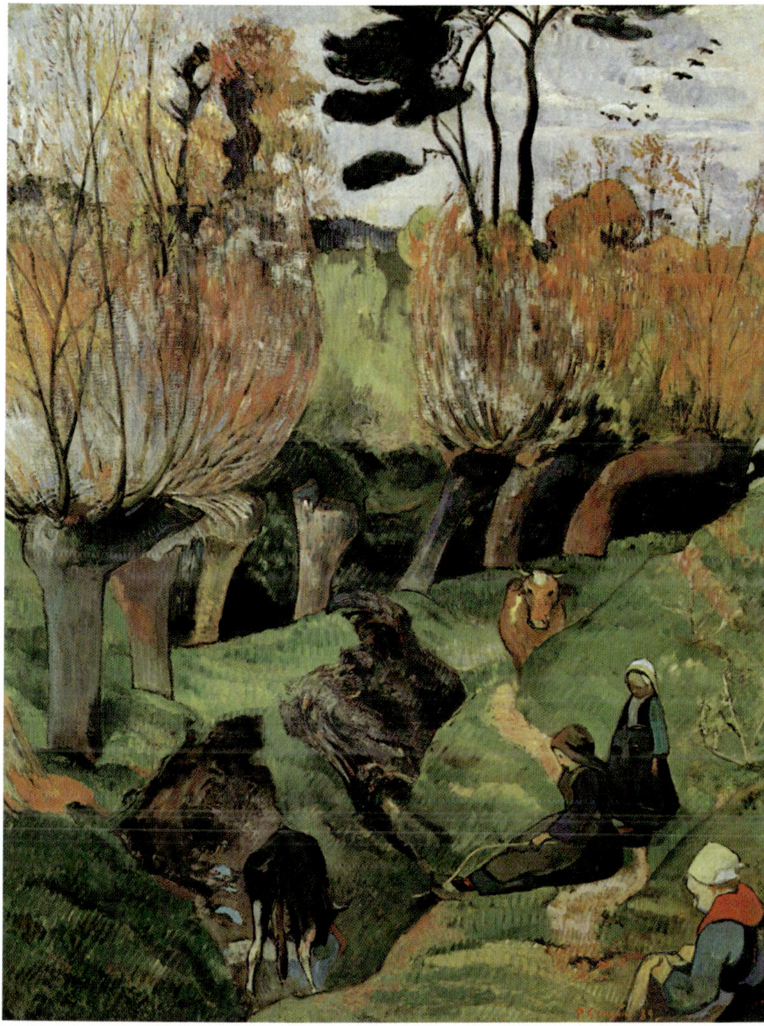

Die Weiden, 1889
Öl/Lwd. 92 x 74 cm
Nationalgalerie, Oslo

Folgende Doppelseite:
Die Parkwärterin, 1889
Christie's, London

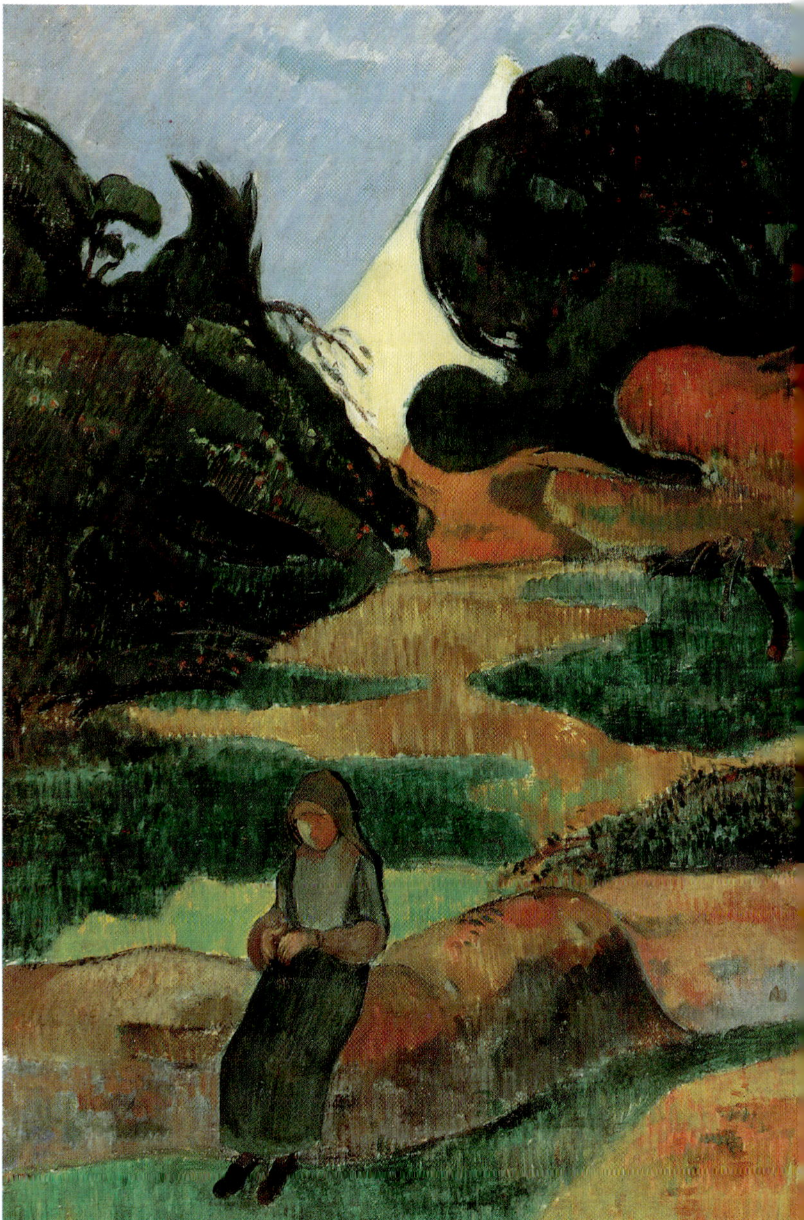

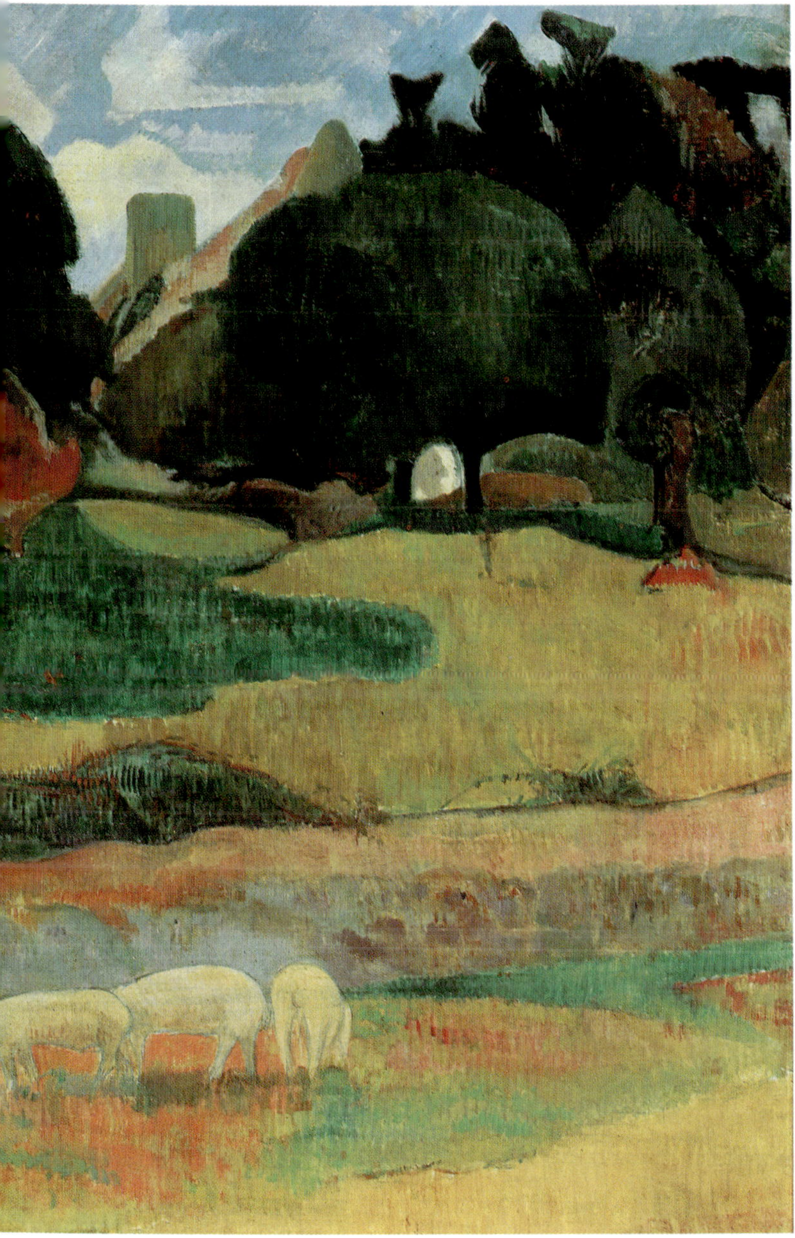

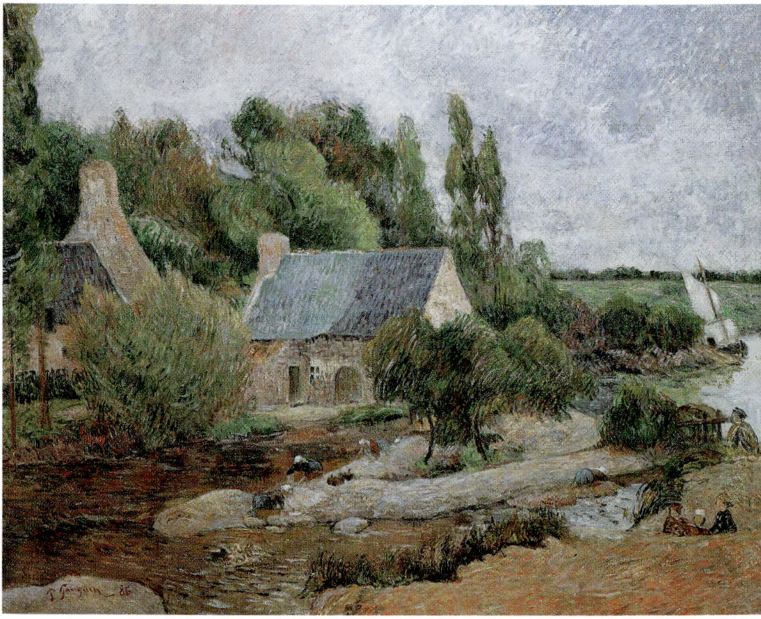

Die Wäscherinnen von Pont-Aven, 1886
Öl/Lwd. 71 x 90 cm
Musée d'Orsay, Paris

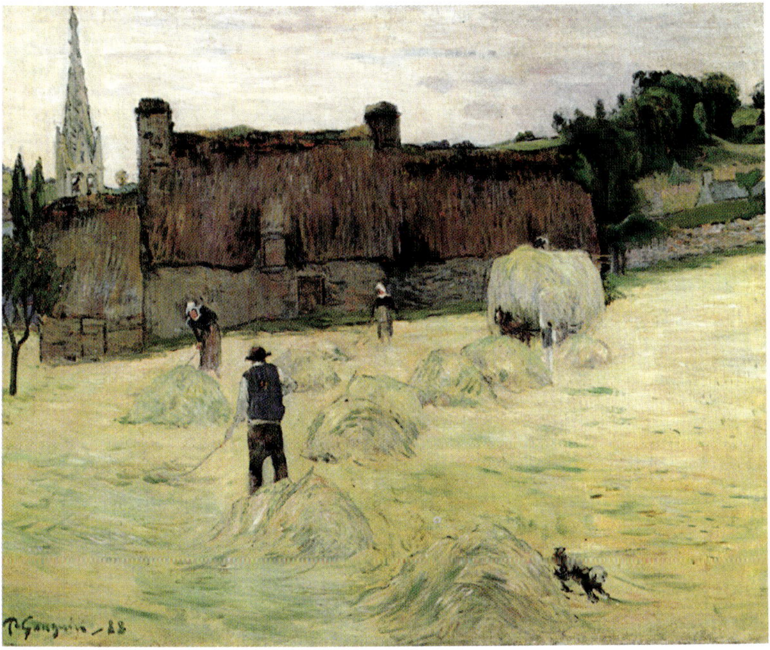

Heuernte in der Bretagne, 1888
Öl/Lwd. 73 x 92 cm
Musée d'Orsay, Paris

Folgende Doppelseite:
Die Heumacherinnen, 1889
Privatbesitz, Schweiz

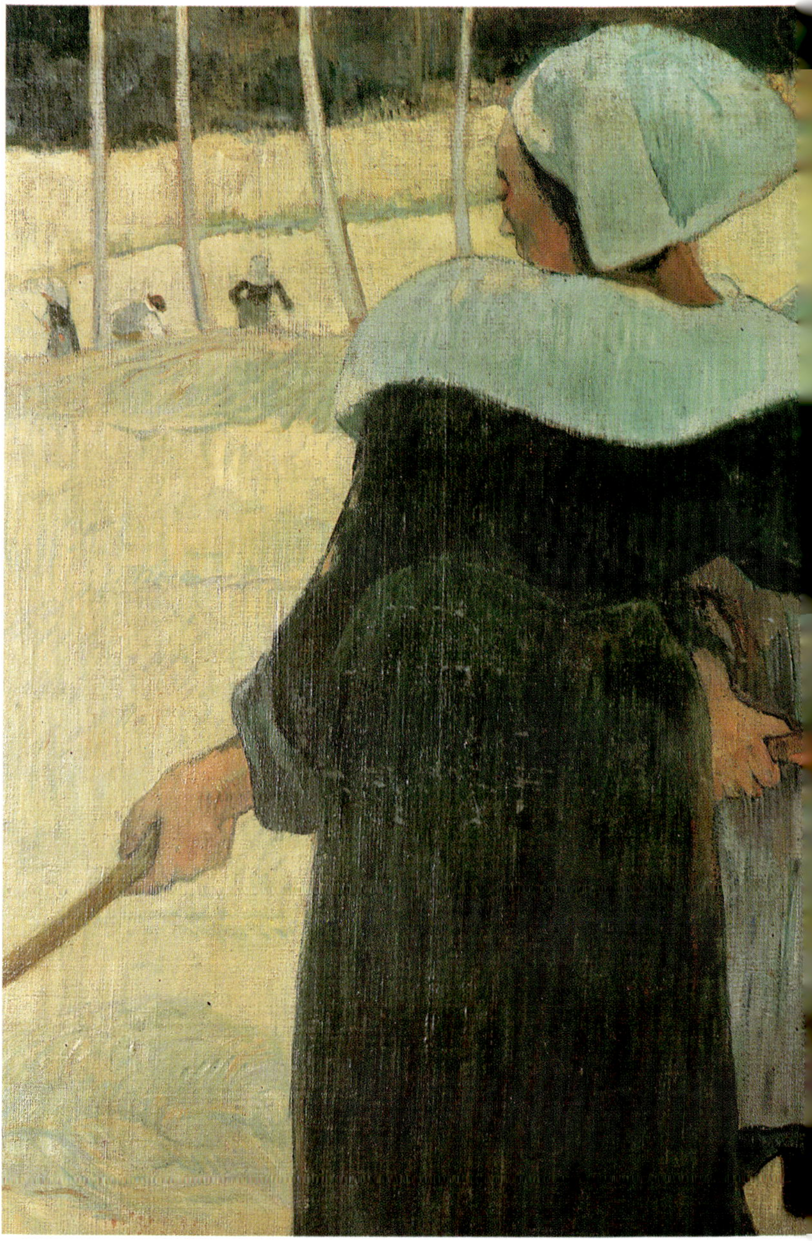

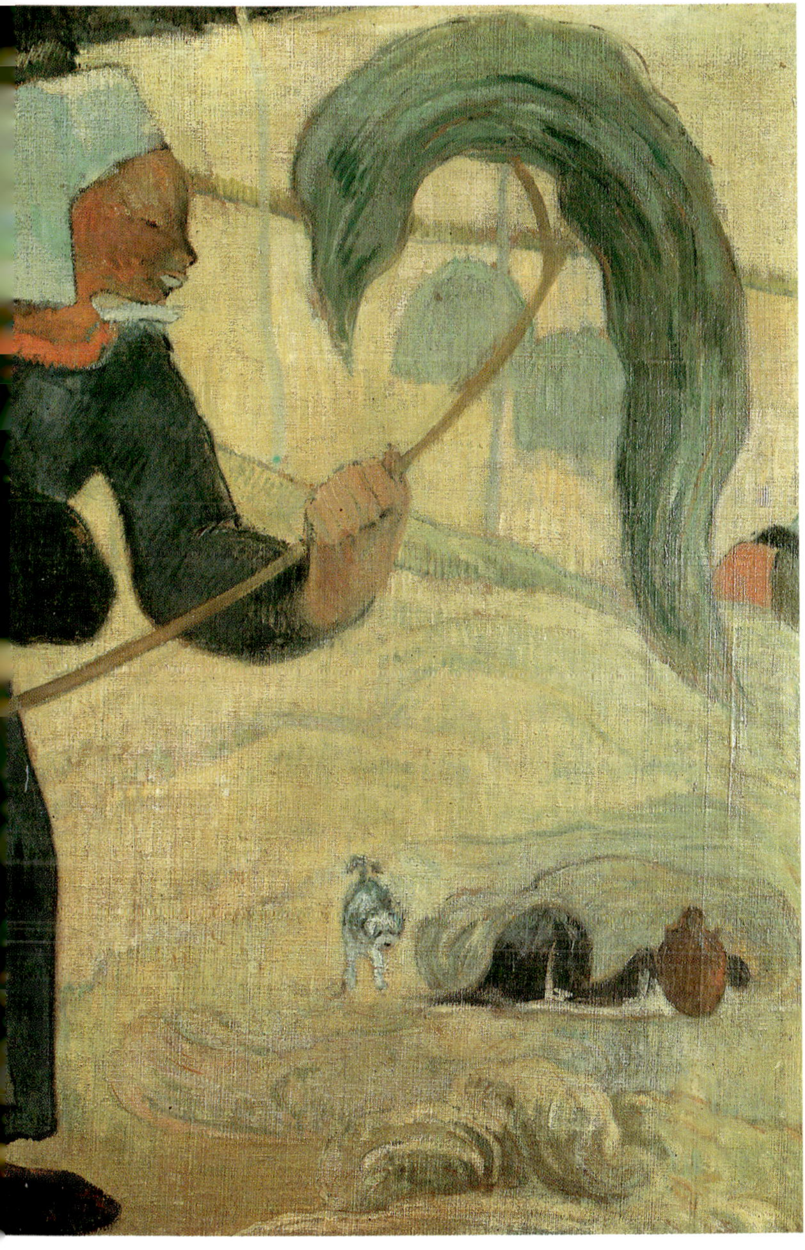

„Ich erinnere mich, gelebt zu haben, erinnere mich auch, nicht gelebt zu haben. Erst heute nacht träumte mir, ich sei tot. Und merkwürdig, es war tatsächlich der Augenblick, wo ich glücklich lebte.
Wach zu träumen ist fast dasselbe, wie im Schlaf zu träumen. Der Traum im Schlaf ist oft kühner, mitunter ein wenig logischer.
Ich bin kein Gelehrter, aber ich glaube, daß es Gelehrte gibt, und glaube auch, daß eines Tages ein Gelehrter das genaue Gewichtsverteilungsprinzip zwischen Genie und Talent entdecken wird. Im Augenblick, deucht mich, steigt das Talent desto höher, je tiefer das Genie sinkt.
Ich werde es wie Herr Brunetière machen, ich werde nachdenken, so lange nachdenken, daß ich keinen Pinsel mehr anzufassen, noch was es auch sei hinzuschreiben wage. Man muß vorsichtig sein. Behaltet den Hut auf, sonst fliegt das Genie fort.“

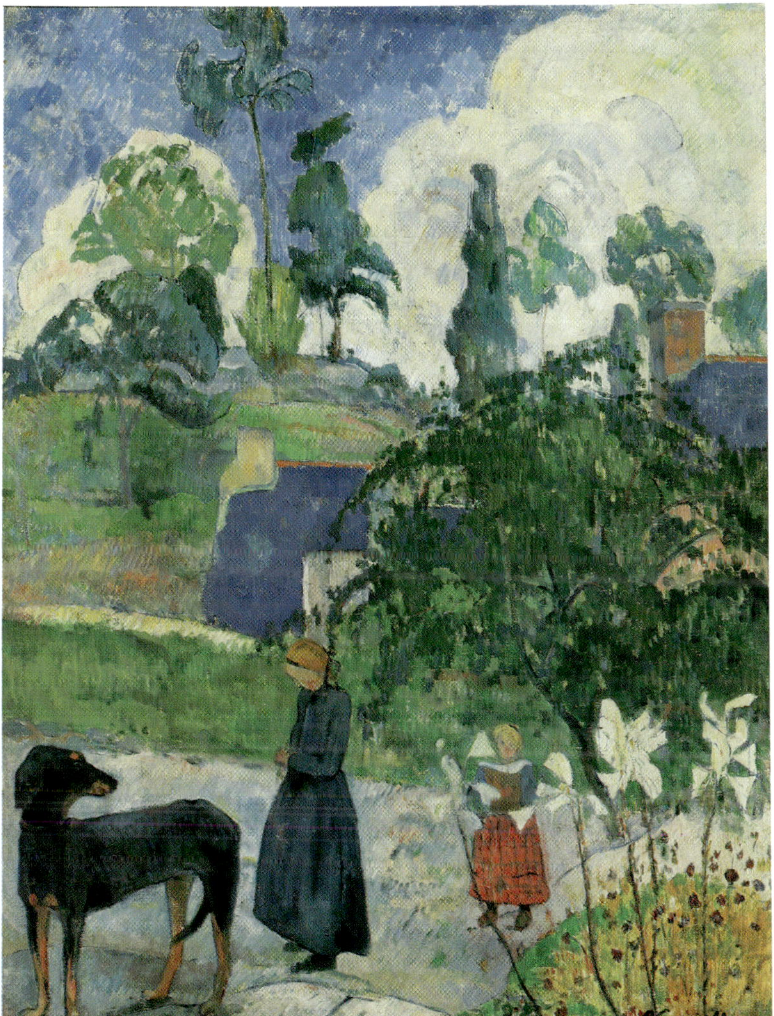

Bretonische Landschaft mit Hund und Kindern, 1889
Öl/Lwd. 92,3 x 73,5 cm
Kunstmuseum Basel

Gleich bei der Brücke über den Aven, in der Ecke hinter dem „Credit Agricole Mutuel", wo eine kränkliche Palme ihre Wedel von sich streckt, zweigt der Fußpfad in den „Bois d'Amour" von der Fahrstraße ab. Zwischen dem springenden Wasser des Aven, das sich über Steine und Felsbrocken ergießt, und dem rinnenden Mühlbach, der über langgekämmten Hahnenfuß streicht und die Räder der Mühlen treibt, führt der Pfad an Fuchsien und Rhododendren entlang über eiserne Stege und Brückchen kreuz und quer durch einen lieblichen Park. Ein Feigenbaum hält seine grünen Blätterhände über das Wasser, Hortensien entfalten ihre gelben Ballen, lila Blüten mustern die Bruchsteinmauern. An der Penanros-Mühle ist das Schütz gezogen, das Wasser schießt über das Mühlrad, das sich verborgen im Mahlwerk dreht; hoch oben im Turm gleitet der Treibriemen über das Transmissionsrad und leitet den Schwung auf die mahlenden Steine. Einschläfernd summt der Mahlgang, ein kleiner Junge klettert außen über den Zaun, eine alte Frau stakt an zwei Stöcken durch den verwilderten Garten.

An mannshohen Buchenstämmen entlang, unter Eichen und Kastanien, schlingt sich der Pfad bis in die Höhe der Dächer, dann rasch in die Tiefe des Bachbetts; Sternmiere wechselt zu Efeu über, der Hain liegt im Schatten. Es ist kühl. Die Buchen sind gewachsen in den hundert Jahren, die eingeritzten Namen sind zu Narben geschwollen: 1884 ist zu lesen, ein William, ein Maxime, eine Titine sind einst hier gewesen. Vor der kleinen Meierei liegen Steinbrocken übereinandergetürmt, als habe ein Riese der Vorzeit beim Säubern des Bachbetts mit heftigem Schwung die Blöcke den Berg hinaufgeworfen. Eine Glucke mit ihren Küken überquert den Pfad, sie pickt im Gras, scharrt im Sand; wenn sie gluckst, fangen die Küken zu pfeifen an und trippeln ihr hinterher in den Schatten einer Trauerweide. Der Maler sitzt am Bach, malt die Bäume, den Pfad, das Wohnhaus der Meierei. Er zeichnet einen abgestorbenen Stamm, der zwischen zwei Granitblöcken aufragt: Pferdeköpfe, Einhörner, Zentauren wachsen aus den Linien hervor; ein Spaziergänger geht vorüber, er lächelt, er schiebt seinen Strohhut ins Genick, er sagt: „C'est plus moderne que Gauguin!" Zwei Bäume sind zwischen zwei Felsen eingeklemmt, im schwarzen Brackwasser steht eine schwarze Ente, doppelt umschlingt der Efeu jetzt die Buchenstämme. Dichter und dichter scheint der Wald zu werden, doch da öffnet sich rechter Hand das Gehölz, ein strenger Gestank dringt vom anderen Bachufer herüber. Vor silberblitzender Blechwand sind Konservendosen auf Holzregalen gestapelt, im Giebel des Schuppens heißt es „d'aucy", mit grüner Krone im Firmenwappen. Hier, seitlich im lichten Haine, hat einst Emile Bernard seine Schwester Madeleine gemalt. Nur ein paar Schritte oberhalb, vor dem Holzrad am Mühlenwehr, drehen sich in breiten Bottichen die Schaufeln einer Forellenkultur. Sie bewegen das Wasser, das in Rinnen und Rillen durch ein breites Bassin schäumt, pressen es in schmale Kanäle, leiten es durch Rohre ins Bachbett ab.

Das Mühlrad im Wald dreht sich um seiner selbst willen. Ein Transmissionsriemen treibt eine Achse mit Pleuelstange an, die im Wechsel des Auf und Ab einen gegitterten Fischkasten hebt und senkt. Doch der Kasten ist leer, und es hat nicht den Anschein, als ob sich je ein Fisch hinein verirren würde. Gab es einst Sinn in diesem Mechanismus, diente er einem Zweck, förderte er Nutzen zutage? Libellen schwirren über der Apparatur, sie stehen

plötzlich still, und ebenso plötzlich schießen sie wieder davon. Die irisierende Flügelfarbe wechselt vom Preußischblau ins Chromoxyd; es summt, als drehten sich Räderchen aus Metall.
Gemauerte Hohlwege führen bergauf. In Lichtungen blüht roter Fingerhut, Holzknorren glotzen wie keltische Dämonen aus dem Comic strip. Lichtnelken leuchten im Gras, tiefgrünes Brombeergestrüpp deckt die Löcher in den Mauern, der Stechginster streckt seine Schoten über den Pfad, noch sind sie nicht prall gefüllt, hellgrün, an filigranem Stiel, hängen sie erbsengleich zwischen den Blattrippen. Eine breite Allee, steil und steinig, führt bergab zum Flußufer zurück. Paul Sérusier hat die landschaftliche Szenerie gemalt, das Bild heißt „Le Talisman“, ein zauberkräftiges Werk für die Nabis, die nach ihm kamen.

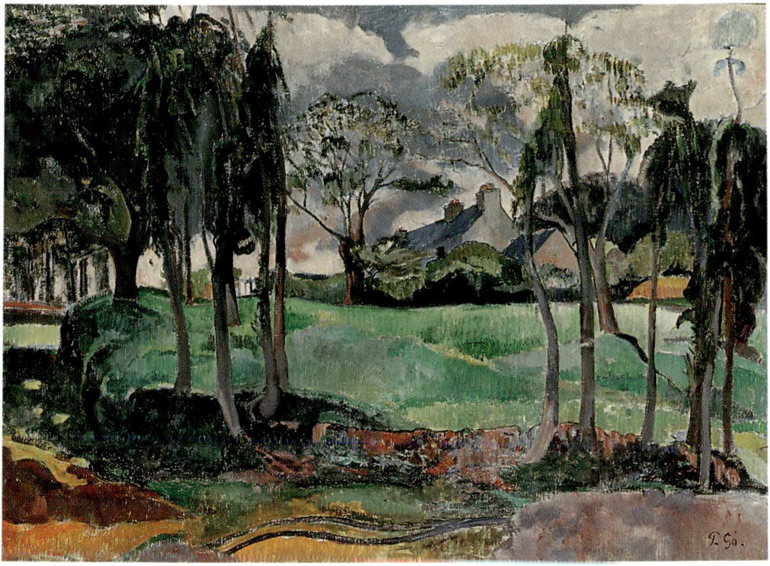

Bretonische Landschaft mit Gehöft, 1894
Privatbesitz

In Fouesnant ist Apfelbaumfest. Es beginnt mit einem Platzkonzert. Junge bretonische Musikanten marschieren auf dem Marktplatz auf, gehen aneinander vorbei, bilden ein Karree. Eine Gruppe bläst die Bombarde, eine zweite Gruppe, ihr gegenüber, traktiert den Dudelsack. Trommler flankieren die dritte, Fahnenträger die vierte Seite des Quadrats. Die Bombarden quäken, die Dudelsäcke greinen, die Trommeln belfern laut in die Vormittagsstille hinein. Nun tanzt aus der Zuschauermenge eine Trachtengruppe herbei und rundet sich zu einem Kreis. Die Mädchen, in blaubebänderten Spitzenhäubchen, die Jungen, in schwarzen Hüten, tanzen, streng skandiert, einen bretonischen Reigen. Einmal einen Schritt vorwärts, einmal einen Schritt rückwärts und schrittchenweise nach der Seite bewegen sie sich im Rhythmus einer sich immerzu wiederholenden gleichförmigen Bombarden- und Dudelsackmelodie. Während die Gruppen abtreten und sich in der Menge zerstreuen, setzt sich die gleiche Musik von Kassetten fort: aus Lautsprechern tönt es, gleich quäkend und greinend, durch das ganze Dorf, hin und wieder ruft eine Frauenstimme zur Messe auf freiem Feld.

In der Nacht leuchtet ein spärliches Feuerwerk über die Hügel von Fouesnant, ein welkes Bukett entfaltet sich am Horizont, eine bengalische Kugel sinkt auf den Pinienwald nieder. Kein André Heller ist da, den bretonischen Nachthimmel mit strömenden Lichtkaskaden, die kindlichen Hirne mit ephemeren Illusionen zu überziehen. Das Fest endet mit leeren Hülsen, mit hohlen Kartuschen, die am nächsten Morgen die Rinnsteine füllen.

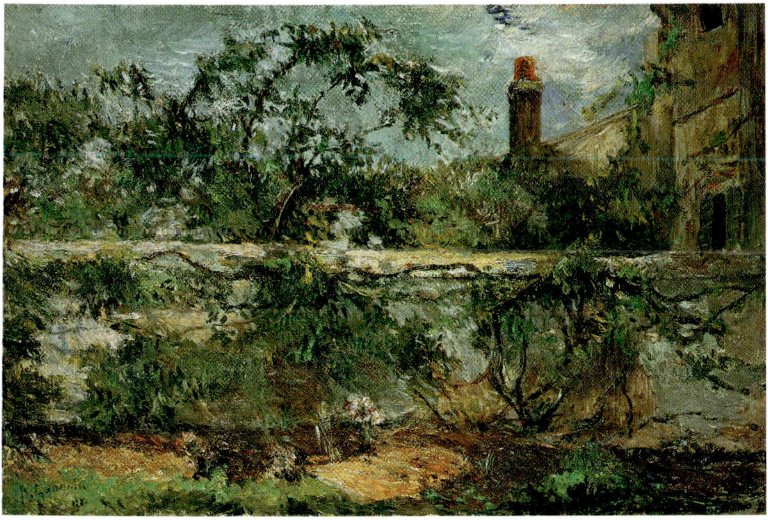

Der Obstgarten, 1881,
Öl/Lwd. 30,5 x 47 cm
Christie's, London

»Unser trefflicher Lehrer in Pont-Aven war nicht wenig erstaunt, als eines schönen Herbsttages auf dem Fechtboden ein paar Degen als Geschenk eines klotzig reichen amerikanischen Schülers eintrafen.
Auch hier focht ich mit dem Lehrer und zeigte ihm, daß es etwas ganz anderes wäre.
Zweifelsohne, man muß immer das Fechten gründlich mit dem Florett erlernen; das ist die breite Basis, aber im Duell muß man seine Kunst ganz anders verwerten.
Beim Duell handelt es sich nicht darum, gewisse vorbestimmte Stellen sauber zu treffen. Alles zählt. Man muß bedenken, daß im Ernstfall die gefährlichen Stiche ebenso gefährlich für einen selber sind.
Wer gut pariert und gut gegenstößt, führt eine gute Klinge.
Es gibt keine feste Stellung, der Gegner zeigt dir die Stellung, die du einnehmen mußt. Alles ist überraschend, alles ohne Regel. Gewissermaßen ist es eine Schachpartie. Wer den andern täuscht, zuletzt ermüdet, gewinnt.«

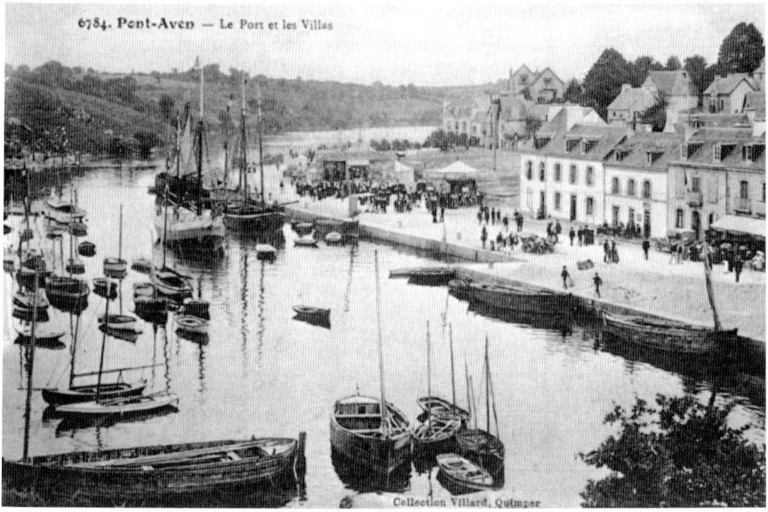
6784. Pont-Aven — Le Port et les Villas
Collection Villard, Quimper

Pont-Aven, um 1890

Gauguins Bretagne

Im Bogen schlingt sich die Laïta unter dem Pont St. Maurice hindurch. Es ist Ebbe. Breite Sandbänke, vom flachen Wasser freigegeben, sind jetzt Futterplätze für Krabbenfischer, Menschen und Vögel. Über dem Granit steht altes Piniengehölz, das seine Zapfen ins Brackwasser wirft. Es klatscht und prasselt; jedesmal, wenn ein Pinienzapfen herabgefallen ist, wölbt sich eine braune Blase über dem Tang.

Hinter dem Flußbogen öffnet sich das Tal bei der Abtei von St. Maurice. Noch ist die Flut nicht wieder zurückgekehrt, nur zögernd fließt schaumiges Brackwasser in den Prielen herauf, ein Bachlauf tritt ihm vor der Steinbrücke entgegen und drückt es über welkes Tanggestrüpp in einen Seitenarm. Die Möwen trippeln in eiligen Schrittchen über den braunen Schlamm, streichen über dichtes Riedgras hin, kreischen auf, wenn ihnen ein Artgenosse in die Quere kommt. Der Jurafels steht steil im Uferschlick. Dort liegt eine Crèperie über bewachsener Bruchsteinmauer zwischen Eichbäumen versteckt; rote und gelbe Sonnenschirme leuchten hinter den Zweigen, von der Terrasse her tönt Kindergeschrei, das die Möwen mit Wehklagen beantworten.

Die Abtei ist längst zerfallen, auch die Mauer, die rund um das Anwesen führt, ist an vielen Stellen durchlöchert. Nur die hohe, schmiedeeiserne Eingangspforte blieb unversehrt. Sie reckt ihre dicken Staketen in doppelte Mannshöhe empor, wo diese, schneckenförmig verschlungen, in einer verschnörkelten Initiale enden. Sind es Herzen, die ineinandergreifen? Sind es Lilien? Sind es herzogliche Degen? Die Möwen kreischen, als beklagten sie einen versunkenen Schatz.

Ein Angler sitzt am Wassergraben, er trägt langes, graues Haar, ein blauweißes Ringelhemd und eine übergroße Matrosenmütze. Er raucht eine dicke

Boyard mit Maispapier und sieht aus wie der überlebende Kapitän eines Schiffes, das im Brackwasser gestrandet und zerschellt ist. Das Boot liegt draußen in der Fahrrinne, fest an den Seegrund gekettet. Sind es rostige Anker, die es halten, sind es die sehnigen Arme der Nymphen? Der Angler pafft seine Boyard zu Ende, er hat dem Wrack den Rücken gekehrt.

Als der Tourismus nach Pont-Aven kam, zog sich Gauguin in das Fischerdorf Le Pouldu zurück. Hundert Jahre danach hat der Tourismus längst auch Le Pouldu erreicht. Das Dorf, vor dem Hôtel des Bains und dem Hôtel des Dunes gelegen, ist ein Genist von Badegästen; in Hotels und Pensionen, in Wohnwagen und Zelten haben sie sich eingenistet, wenn sie nicht am Sandstrand liegen, hocken sie auf Mauern und Bordsteinen, sitzen in Cafés und Discos, bevölkern Minigolf- und Tennisplätze. Einige tragen Rucksäcke, einige Brustbeutel, einige Goldkettchen. Jeder ist ein Transparent, ein Werbeplakat, eine Sprechblase. Auf dem T-Shirt eines Mädchens ist vorne geschrieben: „C'est choutte la vie!" und ist hinten mit zwei Segelbooten illustriert; auf dem Rücken eines Jungen ist zu lesen: „Water Melon", eine halbe Wassermelone ist unter dem Wort abgebildet, auf der Brust ist die andere Hälfte zu sehen. Gauguin wohnte im „Café de la Plage", das damals „Buvette de la Plage" hieß. Es ist ein Haus in kuriosem Baustil, prämoderner Jugendstil mit klassizistischen und romantischen Anklängen an einen imaginären Kolonialstil. Vier Fenster sitzen zwischen sechs Säulen; die Säulen sind angedeutete flache Vierkantpfosten, gemustert und geriefelt; die Fensterläden sind Kunststoffrolläden gewichen, aus der Haustür und den sie flankierenden Fenstern sind breite Schaufenstertüren geworden. Ein F. Norgelet schreibt: „Une petite maison de granit regarde de ses quatre fenêtres tout le pays. C'est l'auberge-atelier. Dans la buvette, une jeune femme d'ici, coquette pimpante, prenante, met sa note gracieuse. C'est la propriétaire, Mme Marie Henry. L'intérieur n'est que peintures. Il y en a partout, sur les murs, aux plafonds, dans les couloirs, sur les vitres."

In einer Ecke des Cafés hängt eine Photographie des alten Salle à manger der Marie Henry. Man sieht an der Wand zwei kleine Tische mit schmiedeeisernen Füßen, über denen ein Gemälde Gauguins den Raum bis zur Decke füllt. Die Photographie ist 1924 aufgenommen, das Bild ist gebleicht und geblättert. Heute sind die Tische aus Resopalplatten geschnitten, die Stahlbeine stehen auf Gummipuffern, die Stühle sind mit Plastik bezogen. Die neue Zeit hat die alte zur vergilbten Photographie werden lassen, es gibt kein Zurück, auch nicht für die Herren vor der Theke, die ein ländliches Sujet für ein Genrebild abgeben. Es sind ein paar Touristen in kurzen Hosen, mit einem Glas Ricard in der Hand, der Patron, hinter dem Thekenbrett, verkauft Zigaretten und Lose der Nationallotterie. Der Cidre ist von der Firma Camille Even, das Bier von Carlsberg, das Eis von Frigécrème.
Im Fenster des Cafés hängen die Plakate der Saison: Eselsrennen in Trégunc, Salon du Livre Maritime in Concarneau, Orgelkonzert in Fouesnant, Festival de Cornouaille in Quimper. Eine Nackte, im Halbprofil von hinten, wirbt für „Coconut Skol Bronzage Naturel", ein Jean-Yves Dubois wirbt mit nackten Frauenhintern für seine Fotoausstellung, eine klassische Komposition mit Campagneleben wirbt für eine Exposition in Guidel. In der Nachbarschaft gibt es den Club „Ecossais", die Diskothek „Le Courlis" und „Au Clin d'Oeil" mit vollem Wochenprogramm, „Festivals" und „Soirées d'Eté": montags: „Cocktail", dienstags: „Jeux Animation", mittwochs: „Cadeaux Surprises", donnerstags: „P'tite Bouffe", freitags: „La Ronde des Restos", samstags: „Ambiance". Sonntags ist das Lokal geschlossen, und das Augenzwinkern geschieht außerhalb der vier Wände, im heiligen Ginster, dem zu Ehren am ersten Sonntag

Folgende Doppelseite:
Landschaft bei Le Pouldu, 1890
Öl/Lwd.
73 x 92 cm
National Gallery of Art, Washington

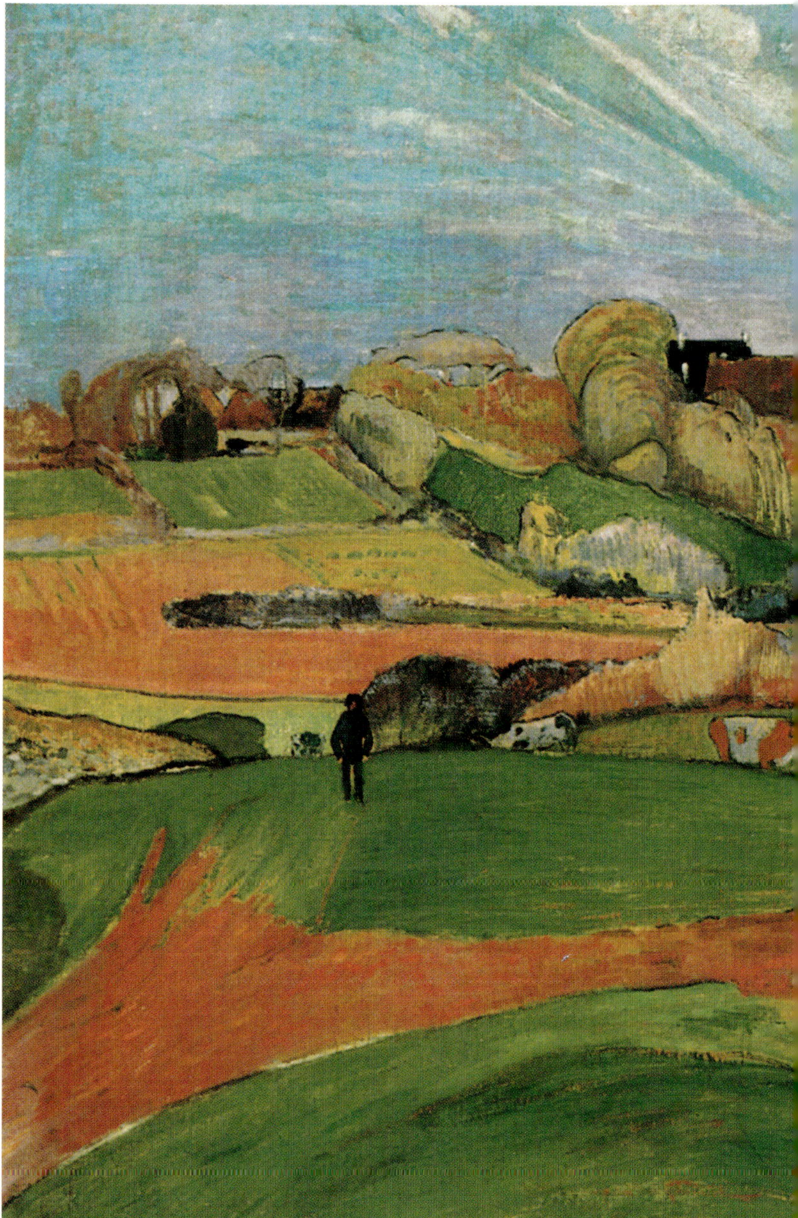

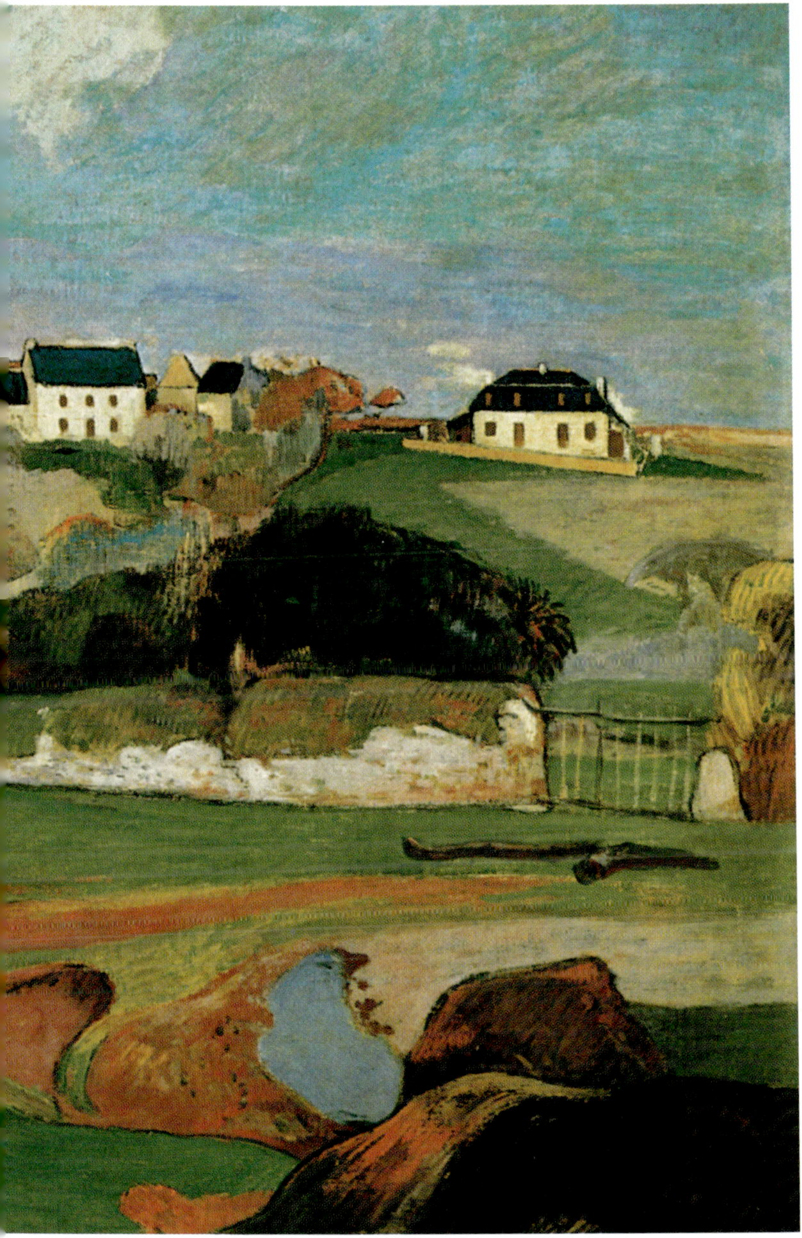

im August ein Volksfest in Pont-Aven gewidmet ist. Unter einer Zeder, am Treppenabgang zum Kirchplatz, ist eine Gedenkstätte für die Maler von Le Pouldu angelegt. Zweimal sind ihre Namen in den Stein graviert, einmal in Versalien, einmal handgeschrieben, Gauguins Namenszug kunstvoll imitiert, ist quer über eine Granitplatte gezogen, in Rot, mit scharf eingegrabener Schrift. Wir lesen: „A Gauguin et ses Amis Sérusier, Jourdan, Filiger, Meyer de Haan, Maufra, Seguin, Moret, Chamaillard, Verkade, 1889 Peintres du Pouldu 1894." Ein Moderner hat die Glasfenster der alten Kirche erneuert, in Rot, in Gelb, in Grün, er konnte sich nicht für Ockertöne, für Goldfarben, für blaue Splitter entscheiden, nein, er wollte radikal sein wie die Alten von Le Pouldu, doch gebrach es ihm wohl am eigenen Einfall.

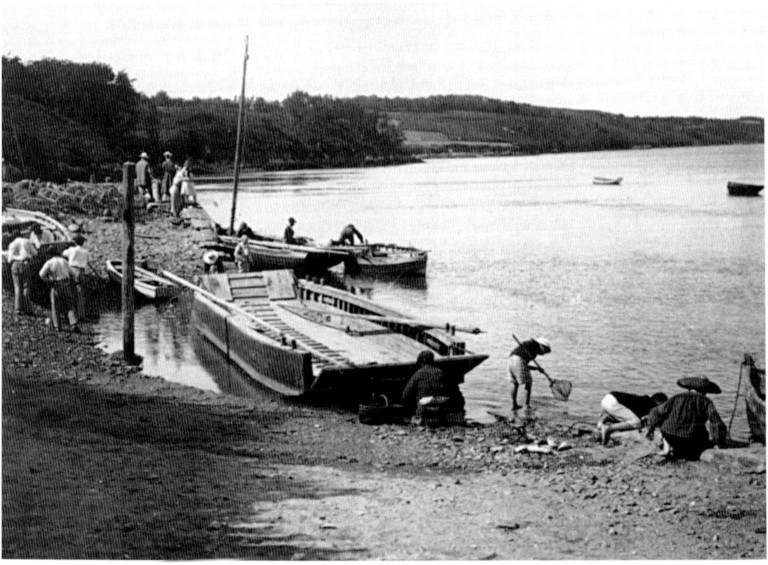

Der Hafen von Le Pouldu, 1903

Gauguin kam und ging. Plötzlich taucht er auf, und ebenso jäh ist er wieder verschwunden. Zwischen seinem ersten und zweiten Aufenthalt in Pont-Aven reist er mit seinem Freund Laval nach Panama und Martinique, zwischen seinem zweiten und dritten fährt er zu van Gogh in die Provence. Doch immer wieder kehrt er in die Bretagne zurück, malt in Pont-Aven, malt in Le Pouldu. Zu seinem gelben Christus kommt ein grüner Christus hinzu. Er ist der Christus des Calvaire von Nizon, den er noch vor seiner Abreise malt. Die Kreuzigungsgruppe steht nun vor einem Hintergrund aus Meer und Dünen; eine schmale Gestalt, mit einem Rechen über der Schulter, kommt zwischen den Dünen hervor, eine Frauengestalt erhebt sich hinter rotem Gesträuch, eine Bäuerin, vor der Gruppe der Frauen mit dem Christus im Arm, neigt sich zur Seite wie der Gekreuzigte selbst, ihr Gesicht ist dumpf und aufgedunsen, die Hand des Christus weist abwärts. Gauguin ist irritiert, er reist umher, sucht und forscht, die Bretagne ist ihm fremd geworden. Er flieht, verschreckt von Talmimalerei und Tourismus, nach Tahiti. Doch das verlorene Paradies der Kindheit bleibt verloren, nur die Sehnsucht hält es in ihm wach. Er flieht, um dieser Sehnsucht zu leben, sie zu steigern, sie zu kultivieren, das Ideal ist fern, das Heil ist unerreichbar.

So kehrt er noch einmal in die Bretagne zurück, malt und meditiert. „Zwei Jahre älter geworden und doch um zwanzig Jahre verjüngt gehe ich fort, verwilderter, als ich gekommen – und dennoch wissender", schreibt er in „Noa Noa". Nun tragen die bretonischen Bäuerinnen tahitische Züge, der Himmel ist ozeanisch blau, das Land polynesisch gelb geworden. Mit Hannah, einem Halbblut aus Java, fährt er nach Concarneau, um seinen Freund

Sérusier zu besuchen; die Kinder von Concarneau rennen hinter dem exotisch gekleideten Paar her, schreien, feixen, spotten, Matrosen mischen sich ein, starren die Javanerin mit unverhohlener Begehrlichkeit an, witzeln, schäkern, höhnen, es kommt zu einer Prügelei, Gauguin stürzt zu Boden, bricht sich ein Bein. Hier ist er am Ende.
Europa ist für Gauguin zum verächtlichen, zum verrotteten Kontinent verkommen, auch Europas Menschen, diese greisen Kulturmenschen, diese überheblichen Lüstlinge, wie er sagt, verabscheut er mit seiner ganzen Natur. „Ich habe gelernt, allem zu mißtrauen, was gegen meine Instinkte, mein Herz, meine Raison ist", schreibt er.
Enttäuscht vom alten Erdteil, schifft er sich nach den Marquesas ein, einer französischen Inselgruppe im Stillen Ozean, fernab aller Zivilisation, wie er glaubt.

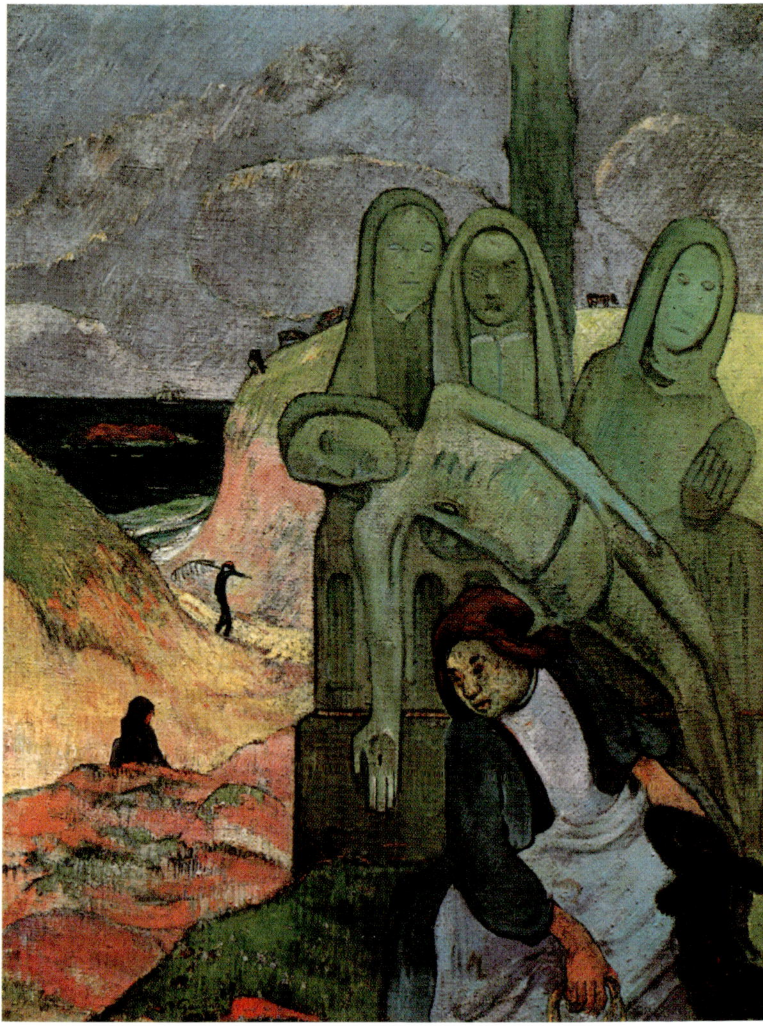

Kalvarienberg – Grüner Christus, 1889
Öl/Lwd. 92 x 73 cm
Musée Royaux des Beaux Arts, Brüssel

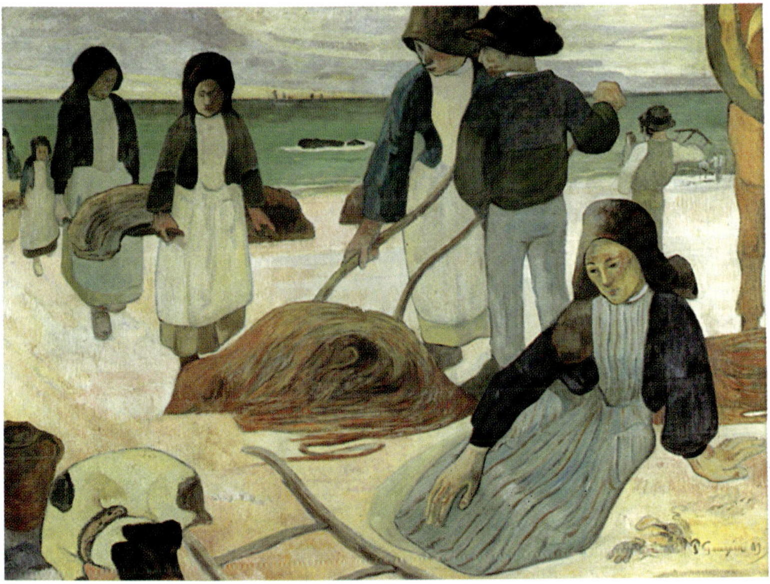

Bretonische Tangsammler, 1889
Öl/Lwd. 87,5 x 123 cm
Museum Folkwang, Essen

Paul Gauguin

„Lassen sie mich Ihnen einen Augenblick etwas aus der Bretagne erzählen. Es ist von Oceanien zur Bretagne nicht weit, wenn man ruhig die Feder in der Hand dasitzt; die Phantasie schweift . . .
Warum nicht? Übrigens gibt's keinen Zufall.
Eine Zeitung, die ich überfliege, teilt mir mit, daß einige Männer in Gemeinschaft mit Déroulède soeben die wahre patriotische Republik entdeckt haben. Unter ihnen ein bestimmter Name, der mich an eine traurige Persönlichkeit, die wir in Pont-Aven kannten, erinnert. Es ist im übrigen der gleiche Marcel H. . .
Sehr vornehmer Herr; als er seiner Frau auf die Schulter klopfte und zu uns sagte: „Schönes Fleisch das!" In der Tat war es Fleisch, nichts als Fleisch. Und sein kleines, menschliches Ferkelauge fügte hinzu: „Dies Fleisch gehört mir, mir allein."
Während der ersten Woche ging er regelmäßig der Landkutsche entgegen, die Postdienste versah, und fragte: „Ein Paket für mich?"
Wir waren alle gespannt und fragten uns: „Was mag das für eine Paket sein?"
Das berühmte Paket kam an.
Vom nächsten Tage an konnte man unseren Marcel H. . . am Bache, der die Besitzung des Müllers David durchläuft, aufgebaut sehen. Er saß, eine große Leinwand vor sich, auf dem Schemel, und weiter hinten auf einem prächtigen Stein stand das berühmte Paket. Ein großer ausgestopfter Schwan. Der Herr malte sein Bild für den nächsten Salon. (Eine Leda.)
Das bekannte schöne Fleisch war, ohne Kopf, in Paris gemalt worden. Blieb nur noch, den Schwan zu malen. Neben ihm, aber mit Kopf und Kleidung, saß das schone Fleisch und strickte ein Paar Strümpfe.

„Für das Weiß des Schwanes," (sagte er), „nehme ich nur Zinkweiß, und für das schöne Fleisch nehme ich Bituminlack."
Bei der Table d'hôte sagte er zu seinem Nachbarn, einem impressionistischen Maler: „Manet, sehen Sie, der malt jeden Tag eine Skizze und ist eine drunter, die ihm gefällt, sendet er sie auf die Ausstellung. Und die hat dann Chic..."
Kam der Monat September, sagte er: „Ich muß nach Paris zurück, denn um diese Zeit kommt mein Händler, der Bilder nach den Guanoinseln ausführt."

“

In der Kathedrale von Quimper tritt ein deutsches Paar vor das Glasfenster eines modernen Künstlers, das den alten Meistern nachempfunden ist. „Man kann überhaupt nichts erkennen", sagt die Frau, „alles ist sehr klein geraten." Der Mann nickt, er sagt: „Ja, ja." Die Frau tritt ein paar Schritte zurück. „Willst du es nicht fotografieren?" fragt sie, „dann könnten wir es uns zu Hause in Ruhe und auch vergrößert betrachten." Auf dem Platz vor der Kirche sitzt Théophile René Hyacinthe Laennec, der Erfinder der Auskultation, in Bronze, auf seinem Bronzesessel. In der bronzenen Rechten hält er das Hörrohr auf dem Knie, die Linke ist erhoben, der Zeigefinger ausgestreckt. Alles ist aus Bronze, alles für die Ewigkeit.

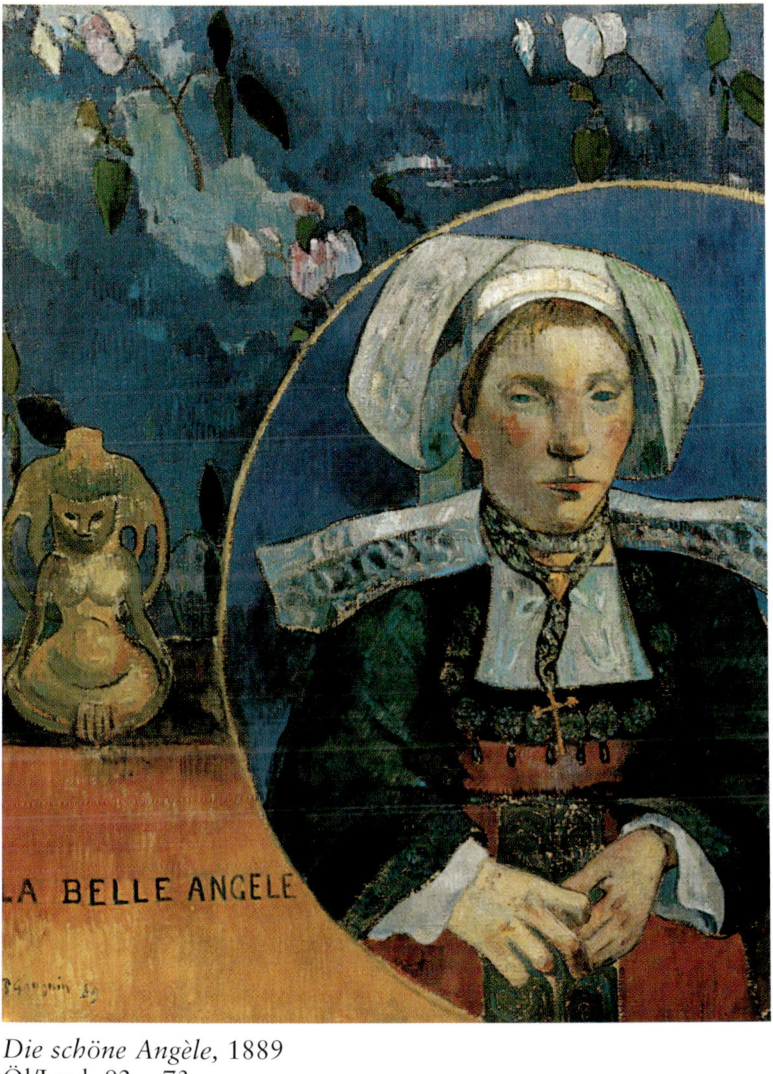

Die schöne Angèle, 1889
Öl/Lwd. 92 x 73 cm
Musée d'Orsay, Paris

Im Stadtmuseum von Quimper sehen wir eine Jubiläumsausstellung der Maler von Pont-Aven, Sérusiers „Alte von Le Pouldu", mit Kopftuch und Stock, hoch über der Steilküste; Meyer de Haans „Pichet et Oignons", mit kräftigen Zwiebeln und einem graublau emaillierten Krug; Maufras Landschaft von Pont-Aven mit Fischerboot vor hochaufbordendem grünem Abhang am Ufer der See. Doch dann folgen die Nachkommen, die Nachzügler, die Nachbeter. Da sind es auf einmal Feen und Heilige, nicht mehr Mädchen und Bäuerinnen, die über die Felder gehen, am Meerufer spazieren, die Wälder durchstreifen. Ein Pierre de Belay malt Land und Leute, ein Pierre-Eugène Clairin Gauguins Atelier in grellsten Farben, die Farbigkeit ist zur Buntheit gesteigert, die verschwiegene Delikatesse ist dem schreienden Vorwitz gewichen. In der Ausstellung zu Ehren von Max Jacob ist das Quimper der Jahrhundertwende auf Photographien zu sehen, die gepflasterten nassen Straßen, die zerfallenen Häuser in der Rue Royale, der Quai d'Odet mit Jacobs Geburtshaus. Da hängen Bilder und liegen Bücher des Dichters, die vielen Porträts und wieder ein Bild de Belays: „Portrait prophétique de Max Jacob", auf dem der Dichter, am Hals hängend, einen sakralen Kelch, um das Haupt geschlungen, einen Heiligenschein trägt. In einer Vitrine sind sein Rosenkranz und sein Judenstern zu sehen, „Juif" steht auf dem gelben Stoffetzen zu lesen, ein Foto zeigt den Dichter mit dem Hut in der Hand, den Kopf demütig gebeugt, den gelben Lappen am Rockrevers angeheftet.

„Personne n'a remarqué ce crapaud dans la rue. Jadis personne ne me remarquait dans la rue, maintenant les enfants se moquent de mon étoile jaune. Heureux crapaud! Tu n'as pas d'étoile

jaune", schreibt er in seinem letzten Gedicht.
In Nizon ist eine Beerdigung gewesen. Vor der Kirche gehen die Leute auseinander, die sich zur Totenmesse versammelt hatten. Einige stehen noch eine Weile beisammen, andere steigen in ihre Autos und fahren durch die Nebenstraßen ab. Üppig blüht Hortensia, rot und blau, auch die Kirchenfenster leuchten im Nachmittagslicht, rot das Glas über dem Altar, blau die Scheiben in den Seitenwänden: sie zeigen eine Taube, die herabschwebt, ein Reh, das sich niederbeugt.
Schlank und schmal, wie eine welke versteinerte Hand, erhebt sich der Calvaire auf dem Granitsockel, die Figuren sind von Wind und Regen abgeschliffen. Gauguin hat ihn so gemalt. Die Gewänder der trauernden Frauen fleckt Flechtengrün.

Das erste Kunstwerk, das ich mir von selbstverdientem Geld kaufte, war ein Bild von Paul Gauguin. Es waren Gauguins „Tahitische Frauen", eine 69 x 90 cm große Reproduktion auf Papier, aufgezogen auf eine stabile Resopalplatte, eingefaßt in breitem Naturholzrahmen. Das Bild zeigt zwei tahitische Mädchen, sitzend am Strand, in ernster, stummer Versenkung. Die Linke, mit rotem, großgeblümtem Rock, stützt ihren Arm in den Sand und schaut zur Seite, mit niedergeschlagenen Wimpern. Im Haar trägt sie ein gelbes Band, hinter dem Ohr eine weiße Blüte. Die Rechte, in rosafarbenem Kleid, blickt dem Betrachter entgegen, schaut nur einen Lidschlag an ihm vorbei. Das Band in ihrem Haar ist rot. Zwischen den Frauen liegen ein paar Dinge im Sand, eine Blüte, ein Bastband, eine Streichholzschachtel? Wie oft standen wir vor diesem Bild, sahen das schwarze Haar, die tiefbraune Haut, die breiten, aufgeworfenen Lippen der Mädchen!

Es war Anfang der fünfziger Jahre, mich sprachen diese tahitischen Mädchen auf eine besondere Weise an, es war die Sprache des Wilden, die Sprache des Kindes, wie ich bei Gauguin las, „denn man muß eins von beiden sein, nicht wahr, um zu glauben, daß ein Künstler ein nützlicher Mensch sei". Was für eine Begründung! Ich selbst hatte zu schreiben begonnen, ich las Gauguins „Noa Noa", das Bekenntnis seines Lebens, ich las „Vorher und Nachher", das Credo seiner Kunst. Auch seine Bücher sprachen diese Sprache des Wilden und des Kindes, und als ich Gauguins Leben auf den Marquesas in einem literarischen Feuilleton bei Radio Saarbrücken nachzuzeichnen versuchte, Striche und Kürzungen in meinem Manuskript erdulden sollte, kam ich mir eine Weile selbst wie ein junger Wilder vor, der in die Redaktionsstuben einer Rundfunkanstalt eingedrungen war. Ich hatte von Gauguins Zivilisationsekel gesprochen, seiner Hoffnung, in Polynesien ein Stück unverdorbener Natur zu entdecken, seiner Enttäuschung, als er auch dort, am Ende der Welt, Slums und Krankheit, die Zivilisationsschrecken Europas wiederfand: Häuser aus Holzbrettern und Plakatblechen, Prostitution und Geschlechtskrankheit. Doch die Absätze, worin ich geschrieben hatte, daß er sich selbst eine Syphilis zugezogen hatte, daß der Bischof der Insel gegen ihn einschreiten wollte, daß der protestantische Pfarrer als einziger Europäer zu ihm hielt, waren aus meinem Manuskript gestrichen, und ich war tief verstört von der Denkmanier einer Ära, die sich als Geist einer neuen Zeit verstand.

Der Löwe im Renaissancealtar von Sainte Croix in Quimperlé lächelt. Der heilige Hieronymus hat ihm die Bibel auf den

Kopf gestellt; mit verdrehten Augen schaut der Löwe nach oben, als könne er sich durch die Buchdeckel hindurch Trost aus den Wörtern holen. So ist die Bestie gebändigt. In der Markthalle liegen sie alle geschlachtet: Colin und Thon, Rochen und Merlan, nur die Langusten und Meerspinnen bewegen sich träge in den Plastikbottichen. Auch der Teufel hat seine Macht verloren, die Rochers du Diable sind harmlose Kletterfelsen. Wir haben sie mit der Table du Diable von Huelgoat verwechselt, die uns in Erinnerung war, und da ich mir die Planung des Tagesausflugs angemaßt hatte, blieb mir ein Cannae nicht erspart: wir fanden auch den Wald des Königs Blaubart nicht, den wir vor Jahren schon einmal durchmessen hatten. Doch im Scheitern zeige ich Größe: auch ich lächle, wie der Löwe von Quimperlé, ich lache sogar, ich lache über mich selbst, ich besinne mich wieder, runzle die Stirn und verdrehe meine Augen, um wenigstens aus den Wörtern des Guide vert ein bißchen Vertrauen zu schöpfen.
Am Abend, vor der Bucht von Kersicot, stolziert ein junger Mann im Hahnentritt über eine Mauer; er bläst die Blockflöte, immer den gleichen Akkord; im Sand liegen ein paar Mädchen und amüsieren sich über diesen bizarren Balztanz.

Rasch schiebt sich eine Wolkendecke über die Bucht, sie ist tief ausgekerbt, scharf begrenzt an den Rändern, mal zeichnet sich ein Schweinskopf, mal ein Kamelrücken ab, im nächsten Augenblick ist es eine Herde von Lämmern, die das Abendgrün der Bucht abweidet. Eine irisierende Plastikfolie scheint über die Wasserfläche gezogen, sie glänzt und glitzert, und das Himmelsbestiarium wirft seine zuckenden Schatten darauf. Wir sitzen auf unserer Terrasse, auch unsere Tier-

welt ist erwacht. Der Hirschkäfer brummt am Dachsims vorbei, die beiden Fledermäuse gaukeln zwischen den Birkenstämmen, das Johanneswürmchen strahlt immer am gleichen Platz, wie eine Messerspitze Radium, von einem fremden Stern vor unsere Geißblatthecke gefallen. Auch das Sterngetier hat sich die Augen blankgerieben; da stehen sie alle miteinander in wohlgeordneten Bildern: großer und kleiner Bär, Löwe und Schlange, und auf der anderen Seite der Milchstraße reckt sich Pegasus auf. Wir schweigen, wir schauen nur, wir sitzen tief draußen in der Welt, weit hinter den Pferden des Parthenon.
Im Osten geht der Mond auf. Er ist rund und goldgelb, plastisch wie eine gesiegelte bretonische Galette.

Gauguin stirbt am 8. Mai 1903, unter Palmen, in einer armseligen Hütte. Auf einem Hügel östlich von Atuana liegt er begraben. Sein letztes Bild aus der Bretagne zeigt ein tiefverschneites Dorf. Das Paradies war verdorrt, die Sehnsucht blühte, noch in Eis und Schnee, bis zuletzt: die Heiligkeit war auch das Dunkel, die Wärme der Frost, das Späte die Vorzeit. In seinem Buch „Vorher und Nachher“ las ich, was Gauguin vom Künstler schrieb; da heißt es: „Der Kritiker sagt ihm: da ist Norden und ein andrer sagt ihm: Norden ist Süden und bläst auf einen Künstler wie auf eine Wetterfahne.“
Ist ein Künstler wetterwendisch? Dreht er sich nach der anderen Seite, wenn ihm von dort ein lieblicherer Duft in die Nase weht? Kehrt er um, wenn er von anderswoher verlockende Sphärenmusik hört? Oder ist nicht die Welt selbst ein Kontinuum, in dem es unaufhörlich braust und drohnt vom Drehen und Wenden, vom Kommen und Gehen,

und ist der Künstler nicht vielmehr wetterfühlig als wetterwendisch, der im Harten das Weiche, im Eis die Sonnenglut spürt? Ich schrieb damals ein Gedicht, eine Wortfuge, in der sich die Dinge mit den Wörtern ineinandertauschen und immer weiter ineinandertauschen lassen, solange der Atem reicht:

Atm' ich die Farb der Pupille
schmeck ich azurenes Aug
bin im Quadrate des Kreises
äquatorial und polar

Kokosmilch brennt Atuana
kocht im Korallenatoll
Reykjavik rasselt in Eisketten
schüttelt sich Schnee um die Knie

Schmeck ich azurenes Auge
atm' ich die Farb der Pupill
eins ist verbrennen erfrieren
polar und äquatorial

Sagen die einen: verbrenne
sagen die andern: erfrier
Reykjavik brennt / Atuana
rasselt in Eisketten aus

Pupille der Farb' die ich atme
Pupille der Farbe
Pupille
erfrieren verbrennen ist eins

1848 Am 7. Juni wird Paul Gauguin als Sohn des Redakteurs Clovis Gauguin und dessen Ehefrau Aline in Paris geboren.

1849 Die Familie emigriert nach dem Sieg Louis Napoleons nach Peru, da Clovis Gauguin wiederholt gegen den Kaiser polemisiert hatte. Der Vater stirbt unterwegs. Für Gauguin, seine Mutter und Schwester Marie folgt ein mehrjähriger Aufenthalt bei reichen Verwandten in Lima.

1855 Rückkehr zu seinem Onkel Isidore nach Orléans (Loire).

1856 Schulbesuch in Orléans.

1865 Gauguin verläßt das Gymnasium und wird Schiffsjunge auf der „Luzitano". Fahrten zwischen Le Havre und Rio.

1868 Eintritt in die Kriegsmarine. Gauguins Mutter stirbt.

1870–1871 Im deutsch-französischen Krieg Matrose auf der Korvette „Jerôme Napoleon". Bei Kriegsende wird er entlassen. Als Agent bei dem Börsenmakler Paul Bertin in Paris tätig.

1872 Gauguin ist nebenher autodidaktisch als Maler und Bildhauer tätig. Schließt Freundschaft mit Emile Schuffenecker. Beide unternehmen gemeinsame Malstudien.

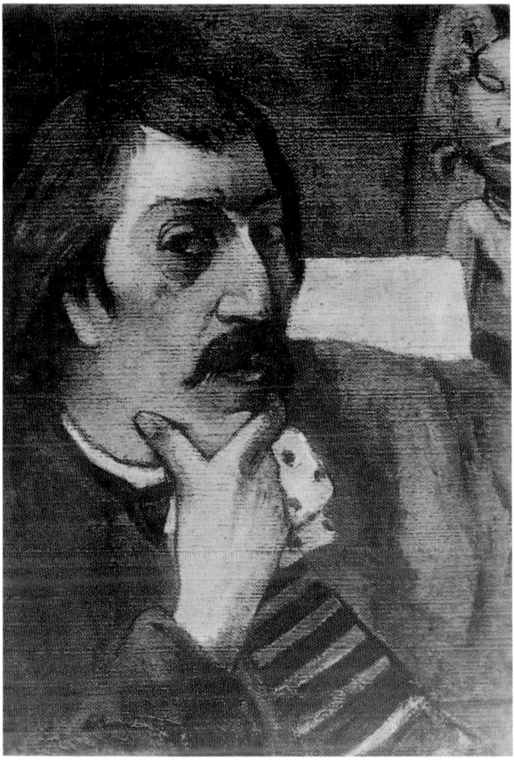

Paul Gauguin, *Selbstbildnis*

1873 Heirat mit der Dänin Mette Sophie Gad am 22. November.

1874 Am 31. August wird sein Sohn Emil geboren. Gauguin betreibt Malstudien in der Académie Colarossi. Es entstehen Bilder und Zeichnungen.

1876 Am 25. Dezember Geburt seiner Lieblingstochter Aline. Ausstellung seines Werkes „Landschaft in Viroflay“ im Salon, der traditionellen öffentlichen Kunstausstellung. Gauguin lernt Camille Pissarro kennen und ist von seiner impressionistischen Malerei begeistert.

1879 Am 10. Mai Geburt des Sohnes Clovis. Gauguin malt gemeinsam mit Pissarro und unter dessen Einfluß in Pontoise, einer Kleinstadt nahe Paris. Umzug in die Rue Carcel.

1880 Gauguin nimmt mit sieben Bildern und einer Skulptur an der 5. Gruppenausstellung der Impressionisten teil.

1881 Beteiligung an der 6. Gruppenausstellung mit acht Bildern und zwei Skulpturen. Gemeinsame Malstudien mit Pissarro und Paul Cézanne in Pontoise. Geburt des Sohnes Jean.

1882 Teilnahme an der 7. Gruppenausstellung der Impressionisten mit zwölf Bildern und einer Skulptur.

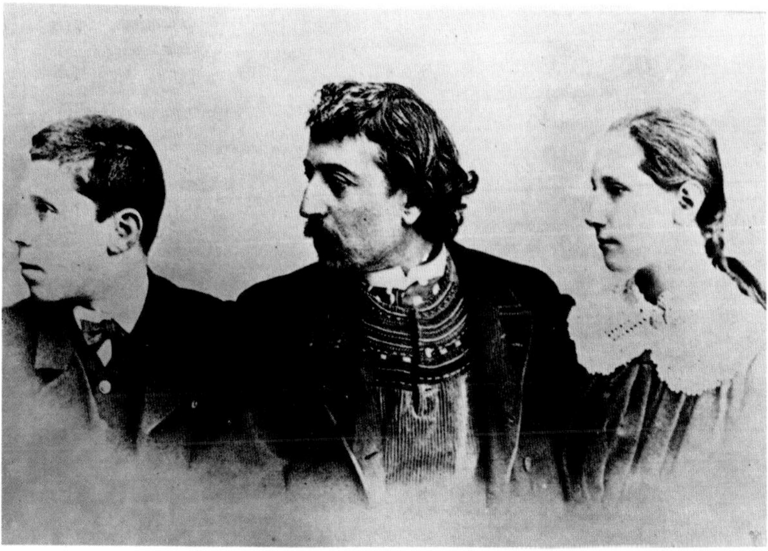

Paul Gauguin mit seinem Sohn Clovis und seiner Tochter Aline, Kopenhagen 1885

1883 Gauguin entzweit sich mit Cézanne und arbeitet zusammen mit Pissarro in Osny, nahe Paris. Er widmet sich jetzt ganz der Malerei: „*Von nun an male ich alle Tage.*“ Im Dezember Geburt des fünften Kindes, Pola.

1884 Im Januar zieht Gauguin mit seiner Familie nach Rouen. Durch die große finanzielle Not kehrt er im Oktober mit seiner Frau und den Kindern zu ihren Verwandten nach Kopenhagen zurück. Gauguin versucht, als Vertreter für Segeltuch in Dänemark Fuß zu fassen; allerdings ohne Erfolg.

1885 Im Juni Trennung von seiner Familie. Seine Frau Mette bleibt mit den Kindern in Kopenhagen. Gauguin kehrt nach Paris zurück. Dort Krankenhausaufenthalt. Finanzielle Misere.

1886 Im Winter als Plakatkleber tätig. Finanzielle Unterstützung durch Schuffenecker. Von Juni bis November erster Malaufenthalt in der Bretagne im Dorf Pont-Aven. Gauguin wohnt in der Pension Gloanec und lernt dort u. a. Charles Laval und Emile Bernard kennen. Gleich nach seiner Ankunft schreibt er an seine Frau: „*Meine liebe Mette! Es ist mir endlich gelungen, das Fahrgeld für die Bretagne-Reise aufzubringen, ich lebe zur Zeit auf Kredit. . . Meine Malerei entfesselt heftige Dis-*

kussionen, und ich muß offen gestehen, sie findet bei den Amerikanern recht gute Aufnahme. Dies ist eine Hoffnung für die Zukunft. Tatsächlich mache ich viele Skizzen, und Du würdest meine Malerei kaum wiedererkennen. Ich hoffe, die Saison gut zu überstehen, und wenn Du durch den Verkauf des Manet zu etwas Geld gelangen solltest, so schicke es mir bitte. Schade, daß wir uns in früherer Zeit nicht in der Bretagne niedergelassen haben. Man bezahlt hier im Gasthof 65 Francs für Logis und Verpflegung, um an Ort und Stelle fett zu werden. Es gibt auch ein Haus mit Stall, Remise, Atelier und Garten für 800 Francs. Ich bin überzeugt, daß eine Familie für 300 Francs im Monat sehr glücklich leben könnte.
Du stellst Dir vor, daß man in der Bretagne einsam lebt, nicht im geringsten. Im Winter wie im Sommer suchen Engländer, Amerikaner und andere Ausländer diese Gegend auf. Wenn ich später dahin gelangen sollte, einen wenn auch kleinen, so doch sicheren und regelmäßigen Absatz meiner Bilder zu haben, so würde ich mich das ganze Jahr hier niederlassen."
Im Juli berichtet er weiter: „*Ich arbeite hier viel und mit gutem Erfolg. Man achtet mich als den stärksten Maler von Pont-Aven, Jedoch bringt mir das nicht einen einzigen Sou mehr ein. Indessen bahnt sich hier vielleicht eine Zukunft an. Auf jeden Fall*

genieße ich einen guten Ruf so daß alle Welt (Amerikaner, Engländer, Schweden, Franzosen) sich um meinen Rat reißt, den ich zu geben dumm genug bin, aber schließlich, was wollen wir? Man bedient sich unserer, ohne uns wahre Dankbarkeit zu bezeigen."
Teilnahme an der 8. Gruppenausstellung der Impressionisten. Im Herbst lernt er van Gogh in Paris kennen. Träumt von einer Reise in die Tropen.

1887 Anfang April Besuch von seiner Frau Mette in Paris. Am 10. April reist Gauguin mit Laval nach Panama, wo er sich als Gräber beim Bau des Kanals verdingt. Anschließend gemeinsame Weiterfahrt nach Martinique. Beide werden krank. Im November Rückkehr nach Paris. Gauguin zieht zu Schuffenecker, Rue Boulard 19, und trifft auch van Gogh wieder.

1888 Von Februar bis Oktober zweiter Aufenthalt in Pont-Aven zusammen mit Emile Bernard, Laval und Meyer de Haan.
„*Die Bretagne liebe ich*", schreibt Gauguin im Februar an seinen Freund Schuffenecker, „*ich finde hier Wildheit und Primitivität. Wenn meine Holzschuhe auf dem Granit klappern, höre ich den dumpfen, dunklen und starken Ton, den ich in meinen Bildern zu erreichen versuche.*"
Loslösung vom Impressionismus und

Gründung der „Schule von Pont-Aven". Weiter an Schuffenecker: *„Ich habe in diesem Jahr alles geopfert, die Ausführung und die Farbe, einzig um des Stils willen, um mich zu etwas völlig Neuem zu zwingen. Dies ist, glaube ich, eine Verwandlung, die noch keine Früchte getragen hat, sie aber eines Tages bringen wird."*
Gauguins neuer Stil bedeutet: die Vereinfachung der Formenvielfalt, Wendung zum betonten Flächenstil mit stark ornamentaler Wirkung sowie Umrahmung kräftiger Farbflächen mit dunklen Konturen. Er malt „Die Vision nach der Predigt – Jakobs Kampf mit den Engeln". Das Bild stößt auf Widerstand und wird vom Dorfgeistlichen in Pont-Aven zurückgewiesen.
Gauguin findet Unterstützung durch den Kunsthändler Theo van Gogh und stellt in dessen Galerie aus. Am 20. Oktober Reise zu Vincent van Gogh nach Arles. Gemeinsames Malen. Zwischen beiden kommt es zum Konflikt.
Im Dezember schreibt Gauguin an Emile Bernard: *„Ich fühle mich in Arles absolut nicht heimisch, alles ist so eng, so armselig, weder die Landschaft noch die Menschen sagen mir zu. Vincent und ich stimmen im allgemeinen, vor allem aber in den Anschauungen über die Malerei, sehr wenig überein. Er bewundert Daumier, Daubigny, Ziem und den*

großen Rousseau, alles Leute, die ich nicht ausstehen kann. Andererseits verabscheut er Ingres, Raffael, Degas, alles Leute, die ich bewundere. Nur um meine Ruhe zu haben, antworte ich dann, Sie haben recht, Meister. Er liebt meine Bilder sehr, aber wenn ich am Werk bin, findet er immer, daß ich dieses oder jenes nicht richtig mache. Er ist Romantiker, ich hingegen bevorzuge die Primitiven. Hinsichtlich der Farbe sieht er das Glück in einem dicken Farbauftrag, wie man ihn bei Monticelli findet, und ich, ich hasse den Mischmasch in der Technik."
Ende Dezember reist Gauguin zurück nach Paris und lebt bei Schuffenecker.

1889 Bis März wohnt Gauguin in Paris. Anschließend erneuter Malaufenthalt in Pont-Aven. Später reist er weiter nach Le Pouldu. Von dort schreibt er Ende Juni an seine Frau: „*Ich wohne am Meeresstrand in einer Fischerherberge, einem Gasthof ganz in der Nähe eines Dorfes von 150 Einwohnern. Ich lebe hier wie ein Bauer, man nennt mich ‚der Wilde'. Jeder Tag sieht mich an der Arbeit, ich trage Leinenhosen (die alle schon fünf Jahre in Gebrauch sind). Meine Ausgaben bestehen in einem Franc für meine Kost und zwei Sous für den Tabak. Kein Mensch wird mir vorwerfen können, daß ich mein Leben ‚genieße'. Ich spreche mit niemandem und erhalte keine Nachricht von den Kindern. Ich bin allein – ganz allein!"* Erfolglose Ausstellung in Brüssel. Das Publikum lacht über seine Bilder. Beteiligung an einer Gruppenausstellung im „Grand Café des Beaux Arts (Volpini)" anläßlich der Weltausstellung in Paris. Einfluß auf junge Maler und die „Nabis", Sérusier, Denis, Bonnard. Den September über erneut in Pont-Aven.

1890 Von Januar bis Anfang Juni in Paris. Im Februar schreibt er an Mette: *„Ich besitze kein Geld, darunter leidet mein Selbstvertrauen aber nicht, ihm wird reichlich Genüge getan durch mein Werk: es ist gut fundiert, es wächst und steht gerüstet für die Zukunft. Es gibt nur eine Stelle, an der ich verwundbar bin: ich bin unglücklich, allein zu sein, ohne Mutter, ohne Familie, ohne Kinder, Verflucht von den Meinen."*
Gauguin plant nach Martinique auszuwandern, später denkt er an Madagaskar und schließlich an Tahiti.
Im April schreibt er an Emile Bernard: *„Auf dem Gebiet der Kunst ist jetzt Ebbe, das heißt, es ist jetzt nichts zu wollen. Ich bin in einem vorgeschrittenen Alter oder, wie man so schön zu sagen pflegt, am Ende meiner Kunst. Ich halte es für überflüssig, den Kampf fortzusetzen, ohne Trümpfe in der Hand zu haben. Und arbeiten, nur um durch den Handel mein*

Leben zu fristen, selbst wenn ich es könnte, ich will es nicht. (. . .) Mein Entschluß steht unwiderruflich fest, ich fahre nach Madagaskar. Ich kaufe auf dem Lande ein Haus aus Lehm, das ich selbst zu vergrößern beabsichtige, ich werde die Erde bearbeiten, bepflanzen und einfach leben, mir Modelle und alles, was ich zu meinen Studien brauche, beschaffen. Ich gründe dann das Atelier der Tropen."

Für seine geplante Reise rechnet Gauguin mit einer finanziellen Unterstützung von seinem Bekannten Dr. Charlopin.

Im Oktober schreibt er aus Pont-Aven an Bernard: „*Seit einem Monat läuft alles schlecht und nichts gut für mich aus; ich werde ganz augenscheinlich vom Unglück zu stark verfolgt. (...) Wenn Charlopin mir nicht das Nötige gibt, um nach Tahiti fahren zu können, bin ich geprellt. Wann wird es soweit sein, daß ich in den fernen Wäldern endlich in voller Freiheit leben kann?*"

Charlopin hält sein Versprechen nicht.

Im November lebt Gauguin bei Schuffenecker in Paris. Nimmt während der Wintermonate an Zusammenkünften der Symbolisten im Café Voltaire teil und wird von den Schriftstellern als Führer der symbolistischen Maler gefeiert. Schließt enge Freundschaft mit den Künstlern Georges-Daniel de Monfreid sowie

Odilon Redon und Stéphane Mallarmé.
Er entschließt sich, ohne die Unterstützung von Charlopin abzureisen und bereitet die Versteigerung seiner Werke vor.

1891 Im Februar Streit mit Schuffenecker. Gauguin verbringt einen erbärmlichen Winter in Paris und arbeitet im Atelier von Monfreid; stellt Skulpturen her.
Am 22. Februar Versteigerung von 30 Bildern im Hôtel Drouot, sie erbringt 9860 Franken.
Entzweiung mit Emile Bernard.
Kurzer Besuch der Familie in Kopenhagen.
Am 4. April Abreise nach Tahiti, wo er am 28. Juni eintrifft. Lebt unter den Eingeborenen in Mataïea.
Beginnt seine autobiographische Erzählung „Noa Noa" zu schreiben.

1892 Im Februar und März ist Gauguin ernstlich krank. Trotz der angegriffenen Gesundheit malt er viel. Er schickt sieben Gemälde zu Monfreid nach Paris. Sie lassen sich schwer verkaufen.

1893 Im Februar läßt sein Augenlicht nach, er kann bis April nicht arbeiten. Geldmangel, Vereinsamung und Krankheit zwingen ihn zu vorzeitiger Rückreise nach Frankreich. Trifft am 3. August mit 4 Francs in Marseille ein. Paul Sérusier unterstützt ihn finanziell. Sein Onkel Isidore stirbt,

Gauguin erbt Geld und mietet ein Atelier in der Rue Vercingétorix in Paris. Lebt dort zusammen mit der Javanerin Hannah Martin. Im November Sonderausstellung (kein Verkauf) in der Galerie Durand-Ruel. Nicht sehr erfolgreich.
Gauguin beendet seine Arbeit an „Noa Noa".

1894 Im Januar Sechs-Tage-Reise nach Belgien. Von April bis Dezember ein letzter Aufenthalt zusammen mit Hannah in der Bretagne, in Pont-Aven und Le Pouldu. In Concerneau Schlägerei mit Matrosen, ausgelöst durch Gauguins und Hannahs fremdartiges Auftreten. Gauguin bricht sich ein Bein und schreibt Ende Oktober an Monfreid: *„Mein lieber Daniel, ja, ich schreibe nicht gerade häufig, und alle beklagen sich darüber – Das liegt daran, sehen Sie, daß ich den Mut verloren habe, weil ich furchtbare Schmerzen habe, hauptsächlich des Nachts, wo ich überhaupt nicht schlafe. In diesem Zustand habe ich natürlich noch nichts gemacht, vier Monate sind hin mit großen Ausgaben – Übrigens habe ich den festen Entschluß gefaßt, für immer in Ozeanien zu leben.*
Im Dezember werde ich nach Paris zurückkommen, um mich ausschließlich damit zu beschäftigen, meinen ganzen Laden, ganz gleich zu welchem Preise, zu verkaufen. Alles!

Gelingt es mir so reise ich sofort im Februar. Dann werde ich meine Tage frei und ruhig ohne die Sorge um den nächsten Tag und fern vom ewigen Kampfe gegen die Dummköpfe beenden können. Dieses Mal reise ich nicht allein, ein Engländer und ein Franzose begleiten mich auf zwei oder drei Jahre; ich bleibe aber unten. Leb wohl, Malerei; es sei denn als Zerstreuung: Mein Haus soll holzgeschnitzt sein."
Im Dezember letzte Rückkehr nach Paris.

1895 Gauguin bereitet eine weitere Versteigerung seiner Bilder vor. Die Auktion am 18. Februar im Hôtel Drouot bringt nicht den erhofften Erfolg.
Er trifft Vorbereitungen für seine Abreise nach Tahiti; am 3. Juli schifft er sich nach Marseille ein, um Europa für immer zu verlassen.

1896 Geldmangel, trotz schwerer Krankheit arbeitet Gauguin viel und malt Meisterwerke.

1897 Im Januar stirbt seine Tochter Aline. Gauguin ist todkrank: Syphilis und Alkoholmißbrauch haben ihn zerrüttet. Sein Werk „Noa-Noa" wird veröffentlicht.

1898 Selbstmordversuch. Aufenthalt im Spital von Papeete.

1900 Ambroise Vollard, Kunsthändler in Paris, kauft Bilder von Gauguin. Besserung der finanziellen Lage. Sein Sohn Clovis stirbt.

1901 Im Herbst zieht sich Gauguin auf die Marquesas-Insel La Dominique zurück und läßt sich in Atuana nieder.

1902 Auseinandersetzungen Gauguins mit der Kolonialverwaltung in Atuana.

1903 Wegen Beleidigung wird Gauguin am 31. März zu drei Monaten Gefängnis und 1000 Franken Geldbuße verurteilt. Am 8. Mai stirbt er einsam in seinem Haus in Atuana.

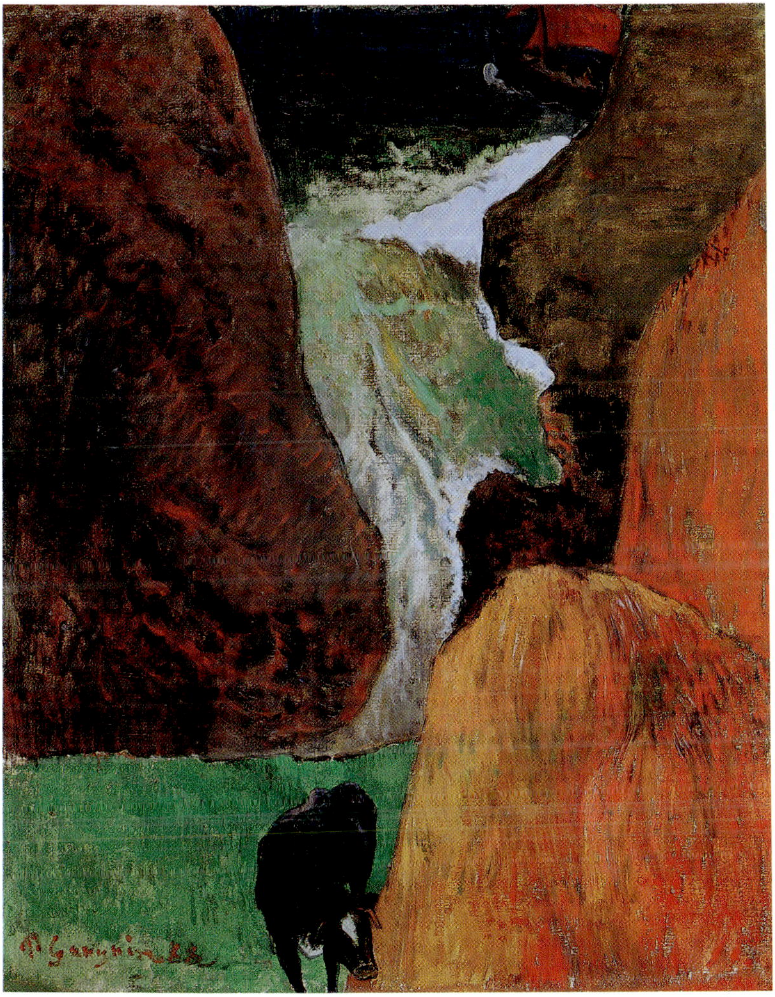

Boot zwischen Klippen, 1888
Öl/Lwd. 73 x 60 cm,
Musée des Arts Décoratif, Paris

Gemälde:
Artothek, Peißenberg: S. 6/7 (Hans Hinz), 8/9 (Christie's), 17 (Peter Willi), 25 (Jochen Remmer), 29 (Peter Willi), 41 (Hans Hinz), 43 (Christie's), 46, 47, 48 (Blauel/Gnamm), 54/55 (Christie's), 56 (Peter Willi), 58/59 (Hans Hinz), 61 (Hans Hinz), 65, 67 (Christie's), 107 (Peter Willi)
Photo R.M.N. – H. Lewandowski: S. 49, 50/51
S/W-Abbildungen:
Bilderdienst Süddeutscher Verlag, München: S. 5, 93, 95
alle weiteren Abbildungen:
Archiv Ellert & Richter, Hamburg

Ludwig Harig, geb. 1927 in Sulzbach, begann seine schriftstellerische Laufbahn 1955. Er schreibt Essays, Hörspiele und Romane. Zu seinen bekanntesten Veröffentlichungen zählen „Heimweh" (1979), „Trierer Spaziergänge" (1983) sowie „Ordnung ist das ganze Leben" (1986), „Weh dem, der aus der Reihe tanzt" (1990), „Der Uhrwerker von Glarus" (1993) und „Zum Kap der guten Hoffnung" (1994). Er erhielt zahlreiche Auszeichnungen, Kunstpreise und Medaillen. Im Ellert & Richter Verlag erschienen von ihm „Das Saarland – Eine Bildreise" sowie ein Beitrag im Band „Korkenzieher" in der Edition Ellert & Richter.

108/109

CIP-Titelaufnahme der Deutschen Bibliothek

Harig, Ludwig:
Gauguins Bretagne:
ein Tagebuch / Ludwig Harig. – Hamburg:
Ellert u. Richter, 1998
(Edition Ellert & Richter)
ISBN 3-89234-821-9
NE: Gauguin, Paul (Ill.)

Text: Ludwig Harig, Sulzbach
Lektorat: Elisabeth Krohn, Hamburg
Gestaltung: nach Entwürfen von
Hartmut Brückner, Bremen
Satz: DG DTP Dieter Geib Desktop Publishing, Hamburg
Lithographie: Offset Repro im Centrum, Hamburg
Druck: C. H. Wäser Offset GmbH, Bad Segeberg
Bindearbeiten: S. R. Büge, Celle

Edition Ellert & Richter

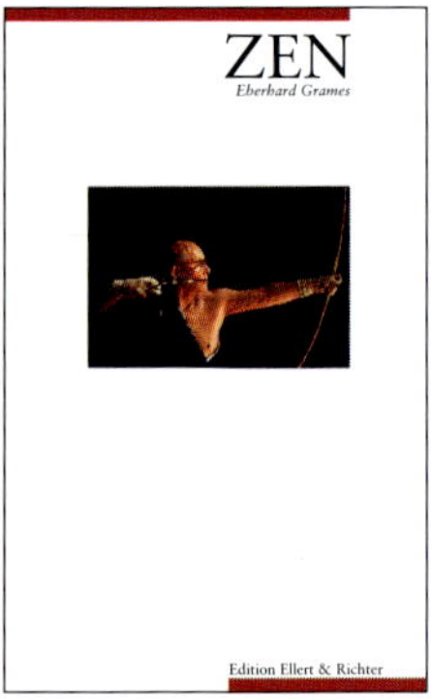

Zen
Eberhard Grames
112 S. mit 53 Farbabbildungen
In Wort und Bild klar und ästhetisch gestaltet gibt dieses Buch einen Einblick in die Philosophie und den „Geist“ des Zen-Buddhismus. Klassische Zen-Texte alter Meister, die in ihren Beispielen die Lehre in einfachen Sätzen darlegen, bilden in Kombination mit den hervorragend kommentierten Bildern eine Einheit.

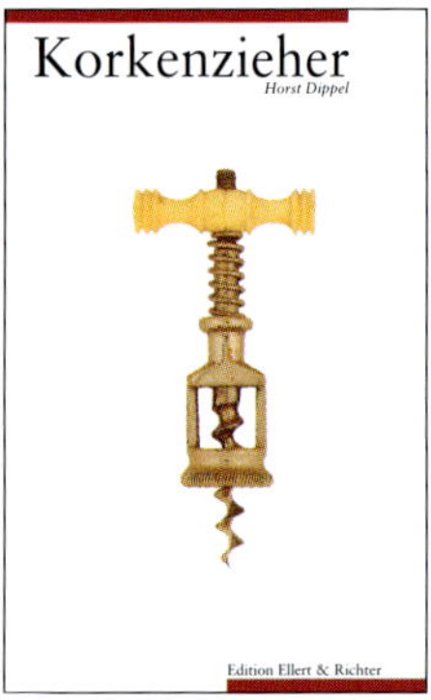

Korkenzieher
Horst Dippel, Ludwig Harig,
Jürgen Nogai
144 S. mit 116 Farb- und 8 S/W-Abbildungen
Horst Dippel führt in die vielfältige Welt des Korkenziehers und seine Geschichte als Kunstgegenstand und Gebrauchsobjekt ein. Die Fotos von Jürgen Nogai zeigen die Sammlerstücke in ihrer Vielfalt, Ludwig Harig fügt einen vergnüglichen Einleitungsessay hinzu. Ohne Zweifel ist dieses Buch ein Muß für alle, die gerne Korken ziehen.

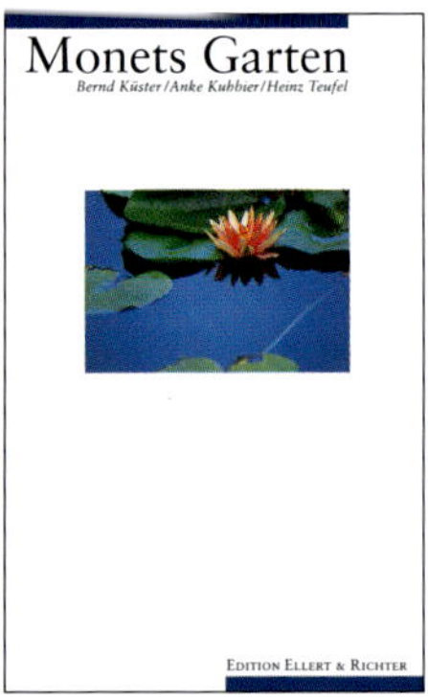

Monets Garten
Bernd Küster, Anke Kuhbier,
Heinz Teufel
176 S. mit 50 Farb- und
7 S/W-Abbildungen
Für Monet war der Garten eine nicht versiegende Quelle der Inspiration. Bernd Küster würdigt den großen Impressionisten und seine Kunst. Die Gartenanlage in ihrem ursprünglichen und heutigen Zustand beschreibt Anke Kuhbier. Sie erklärt den Aufbau der Farbharmonien im Wechsel der Jahreszeiten, die die Fotografien von Heinz Teufel aufs schönste belegen.

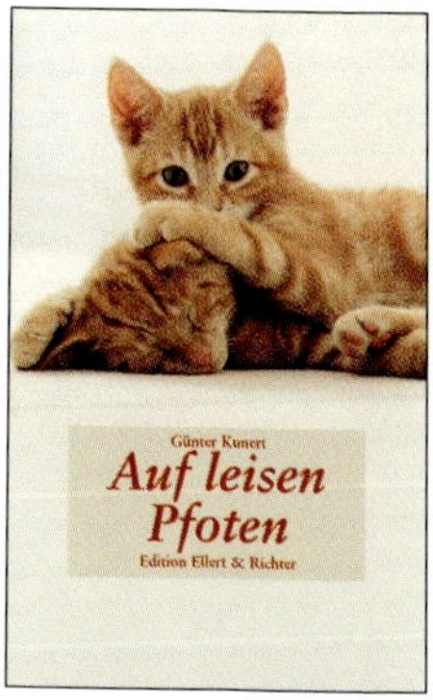

Auf leisen Pfoten
Günter Kunert
104 S. mit 48 Farbfotografien
In dem Buch schildert der Autor liebevoll die Individualität jeder einzelnen seiner Katzen und macht so die Lektüre zu einem spannenden Erlebnis. Die ausdrucksvollen Fotografien, die die Tiere in all ihren Lebensbereichen zeigen, bieten auch optisch einen Genuß für jeden Katzenliebhaber.

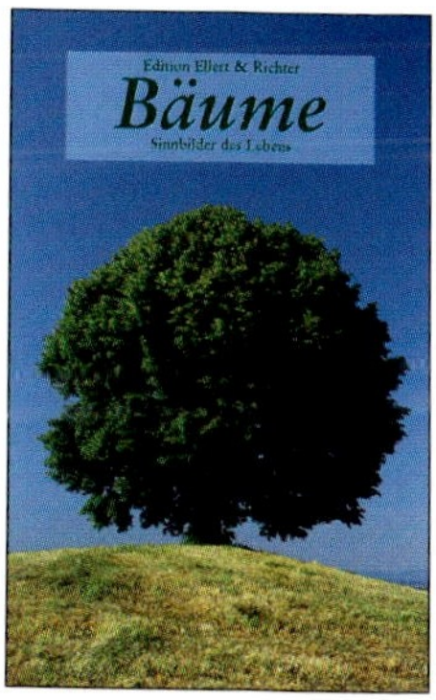

Bäume
Sinnbilder des Lebens
128 S. mit 58 Farbfotografien
Dieses Buch bietet eine Auswahl von Gedichten und Prosa aus der Weltliteratur und zeigt die Faszination, die Bäume von jeher auf die Menschen ausüben. Hervorragende Fotografien von Andreas Riedmiller und Heinz Teufel begleiten und unterstreichen die Texte.

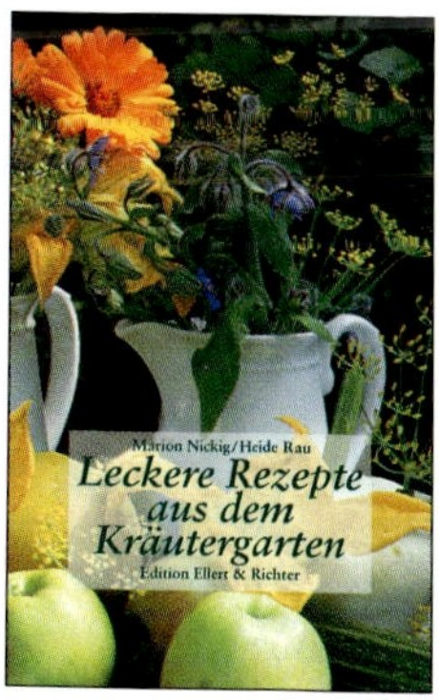

Leckere Rezepte
aus dem Kräutergarten
Marion Nickig/Heide Rau
184 S. mit 87 Farbabbildungen
Ein außergewöhnliches Rezeptbuch: Die wichtigsten Küchenkräuter werden in kompakten Porträts und mit herrlichen Farbfotos vorgestellt. Leicht nachvollziehbare Rezepte für leckere Speisen und Getränke, Tees und Kräuterzusätze, Essige und Öle und vieles mehr machen das Buch zu einem Augen- und Gaumenschmaus.